U0271459

一学就会的拔罐疗法

极简图解 × 易学易用

雷正权◎著

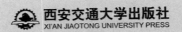

西安交通大学出版社
XI'AN JIAOTONG UNIVERSITY PRESS

图书在版编目（CIP）数据

一学就会的拔罐疗法 / 雷正权著. —西安 ： 西安
交通大学出版社，2016.5
ISBN 978-7-5605-8584-0

Ⅰ. ①—··· Ⅱ. ①雷··· Ⅲ. ①拔罐疗法 Ⅳ.
①R244.3

中国版本图书馆CIP数据核字（2016）第128512号

书　　名	一学就会的拔罐疗法	
著　　者	雷正权	
责任编辑	李　晶	

出版发行	西安交通大学出版社	
	（西安市兴庆南路10号　邮政编码710049）	
网　　址	http://www.xjtupress.com	
电　　话	（029）82668805　82668502（医学分社）	
	（029）82668315　（总编办）	
传　　真	（029）82668280	
印　　刷	北京欣睿虹彩印刷有限公司	

开　　本	880mm×1280mm　1/32　印张　8.5　字数　198千字	
版次印次	2017年6月第1版　　2017年6月第1次印刷	
书　　号	ISBN 978-7-5605-8584-0/R·1234	
定　　价	39.80元	

读者购书、书店添货、如发现印装质量问题，请通过以下方式联系、调换。
订购热线：（029）82665248　82665249
投稿热线：（029）82668502
读者信箱：medpress@126.com

前 言

Preface

　　"健康"这个话题对于现代人来说格外重要。现代生活节奏快，生活、工作压力大，人们精神高度紧张，时常会感到身心疲惫，继而反映出各种不适症状，身体和精神不停地闪着疾病的"报警信号"。久而久之健康状况必然亮起红灯，不仅影响工作和学习，甚至可能会危及生命。因此，人们开始苦苦寻找养生、治病的良方。在寻觅中人们发现，其实健康并没有想象中那么难，也不是只有吃药打针才能获得，拔罐就是获得健康的秘诀之一。

　　拔罐疗法和按摩、刮痧一样，是中国传统疗法之一，具有几千年的历史。但拔罐与按摩、刮痧的最大不同就在于，它是以罐具作为治疗工具，利用燃烧或其他方法去除罐内空气，使罐内产生负压，并作用于人体表面，将体内的"毒邪之气"拔出体外，达到治病、防病的目的。

　　随着医学的不断进步，拔罐疗法在继承优良传统的同时，也吸取了很多现代先进的医学理论，利用经络学的理论来研究人体体表皮肤与器官之间的紧密联系，总结出两者的定位规律，并根据不同症状的特点，将拔罐广泛运用于各科的多种疾病。另外，在技术方面，拔罐又在传统的火罐、药罐等方法中增加了真空抽气罐、电拔罐等新式拔罐法，大大丰富了拔罐疗法的方式方法，提高了治疗效果，使人们向健康迈进了一大步。拔罐不仅可以保健、治病，还可以提前自检体内潜在的病理变化，了解身体的健康状况。

另外，拔罐疗法与食补结合在一起，可以内外调理双管齐下，让家庭保健和治病康复达到事半功倍的效果。

对于普通人群而言，拔罐疗法依旧是比较神秘、复杂的保健、治疗方法，认为除了专业人士，自己是无法在家里自行操作的。其实，看似复杂的拔罐实际操作起来并不难，只要了解了相关知识与操作方法，没有经过专业培训的人也可以在家中为自己、家人进行拔罐。为此，我们编写了本书，旨在为现代人的健康尽微薄之力。

为了方便读者理解、阅读、学习和掌握，本书从拔罐原则、拔罐方法、拔罐自我体检、美容美体、常见病症治疗、男女常见病治疗、改善亚健康等方面着手，让不同的读者群体都能根据自己和家人的具体情况选择最适合的拔罐方法。而文中的配套食补则会让拔罐的功效最大限度地释放出来，达到最好的效果。在本书的最后，我们还附上了常用穴位取穴对照表便于读者查找穴位。

综上所述，本书将成为您拥有健康的必备宝典！当然，由于作者水平有限，书中难免有错误和疏漏之处，希望广大读者指正，提出宝贵意见。

内容简介

　　无论日常保健还是治疗疾病，都是一个与体内"邪"、"毒"、"瘀"对抗的过程，当"寒"、"热"等外邪侵入人体后，外邪和内患相结合就会导致机体气血阻滞，从而引发身体不适甚至病变。只有将"邪毒"彻底拔出，才能扫清体内瘀滞，增强机体免疫力，达到标本兼治的目的。

　　本书特邀高级中医技师亲自示范，针对最常见的健康养生问题，向人们推荐最简易和科学的家庭拔罐方法，并配以标准的拔罐真人示范图以及食补方，让即使不懂医学的人也能轻松取得最佳疗效，从而获得真正健康的人生。

目录
CONTENTS

第二章　了解不同的拔罐方法

第三章　美容美体拔罐，让你更美

第四章　　常见病拔罐，让你告别病痛折磨

第五章　男女常见病拔罐，让你更健康

第六章　亚健康保健拔罐，为健康助力

人体常用穴位取穴图

手太阴肺经经穴

【循行】起于中焦胃部，属肺，下络大肠，联系胃及肺系，从肺系出来后，外行线起于侧胸上部，循行于上肢内侧前缘，入寸口，延大鱼际边缘出于大指内侧端。其分支从腕后分出，止于食指内侧端。

【主治】咳嗽、喘息、咽痛等肺系疾病，以及经脉循行部位的其他局部病证。

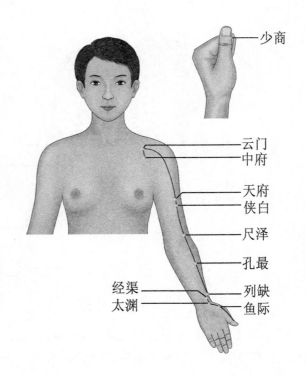

少商
云门
中府
天府
侠白
尺泽
孔最
经渠
太渊
列缺
鱼际

手少阴心经经穴

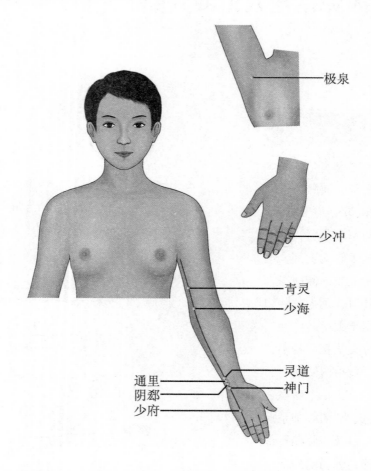

极泉

少冲

青灵

少海

灵道

神门

通里

阴郄

少府

【循行】起于心中，联系心、肺、咽、目系，属心络小肠，从腋下迁出，沿手臂内侧后缘前行至掌后豌豆骨，进入掌内，止于小指桡侧端。

【主治】心、胸病证，神志病以及经脉循行部位的其他局部病证。

手厥阴心包经经穴

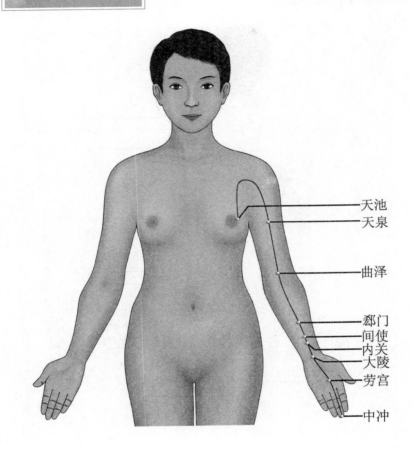

天池
天泉
曲泽
郄门
间使
内关
大陵
劳宫
中冲

【循行】起于胸中，属心包，下膈，络三焦；支脉从胸中出胁部，沿手臂内侧面的中间部循行，入掌中出于中指桡侧末端；掌中分支止于无名指末端。

【主治】心、心包、胸、胃病证，神志病，以及经脉循行部位的其他局部病证。

手太阳小肠经经穴

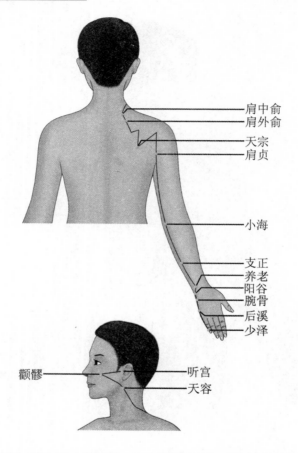

肩中俞
肩外俞
天宗
肩贞
小海
支正
养老
阳谷
腕骨
后溪
少泽
颧髎
听宫
天容

【循行】手太阳小肠经起于小指尺侧端，沿上肢外侧后缘上行，绕行肩胛部，内行线从缺盆进入，络心，属小肠，联系胃、咽；上行线从缺盆上行，经面颊到外眼角、耳中，分支从面颊到鼻，继续上行至内眼角。

【主治】头面五官病、热病、神志病以及经脉循行部位的其他局部病证。

手阳明大肠经经穴

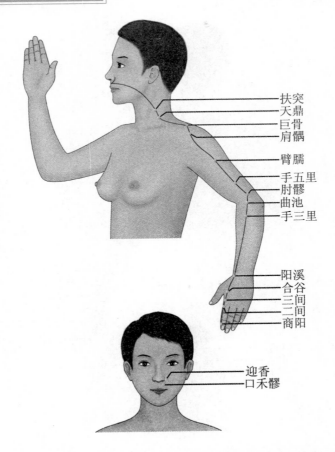

扶突
天鼎
巨骨
肩髃

臂臑

手五里
肘髎
曲池
手三里

阳溪
合谷
三间
二间
商阳

迎香
口禾髎

【循行】起于食指桡侧端，沿手臂外侧前缘循行至肩峰部前缘，下入缺盆，络肺，属大肠，从缺盆向上走行，经颈部进入下齿槽，过人中沟，止于对侧鼻旁边。

【主治】头面五官病、皮肤病、热病、肠胃病、神志病以及经脉循行部位的其他局部病证。

手少阳三焦经经穴

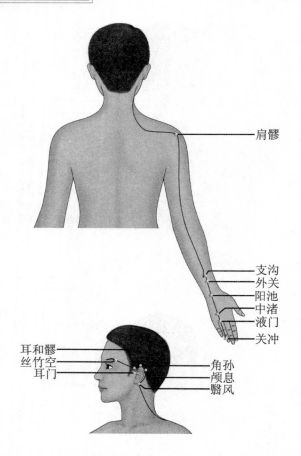

肩髎

支沟
外关
阳池
中渚
液门
关冲

耳和髎
丝竹空
耳门

角孙
颅息
翳风

【循行】起于无名指末端，沿着小指、无名指之间上行，沿手臂外侧中间部上行，过肩，经颈部上行联系耳后，从耳上方向下联系面颊、眼下；体腔支从缺盆进入，分布于胸中，联络心包、膻中、三焦等。

【主治】头、目、耳、面颊、咽喉、胸胁病，热病，以及经脉循行部位的其他局部病证。

足太阳膀胱经经穴①

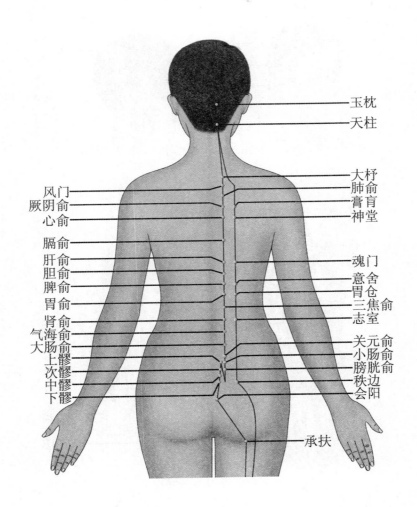

玉枕
天柱

大杼
肺俞
膏肓
神堂

风门
厥阴俞
心俞

膈俞
肝俞
胆俞
脾俞
胃俞
肾俞
气海俞
大肠俞
上髎
次髎
中髎
下髎

魂门
意舍
胃仓
三焦俞
志室

关元俞
小肠俞
膀胱俞
秩边
会阳

承扶

足太阳膀胱经经穴②

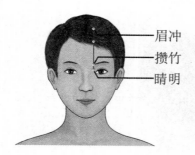

眉冲
攒竹
晴明

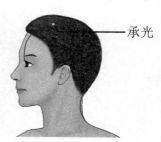

承光

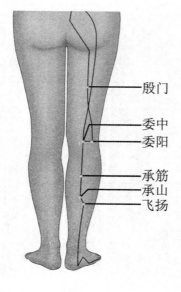

殷门

委中
委阳

承筋
承山
飞扬

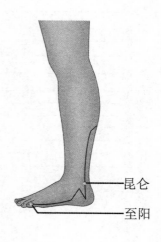

昆仑

至阳

【循行】起于内眼角，上行至额部，交会于头顶，入里络脑；主支从头顶向下至枕部，沿着脊柱两侧下行一直通过臀部，属膀胱络肾，止于腘窝；另一支从枕部分出，沿着腰背部主干线外侧循行至腘窝；二者相合后沿着小腿后侧循行，经外踝，止于小趾外侧端。

【主治】头面五官病，颈、背、腰、下肢病证，神志病，经脉循行部位的局部病证以及背部两条侧线的背俞穴所相应的脏腑及有关组织器官的疾病。

足阳明胃经经穴①

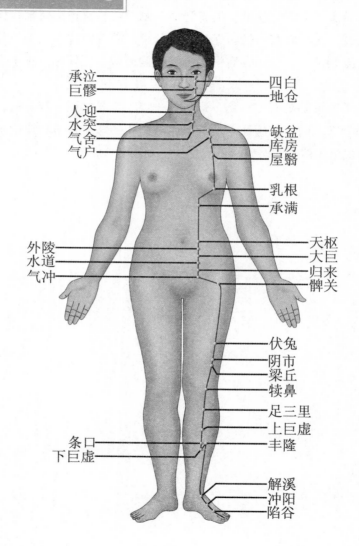

承泣
巨髎
人迎
水突
气舍
气户

四白
地仓
缺盆
库房
屋翳
乳根
承满

外陵
水道
气冲

天枢
大巨
归来
髀关

伏兔
阴市
梁丘
犊鼻
足三里
上巨虚
丰隆

条口
下巨虚

解溪
冲阳
陷谷

足阳明胃经经穴②

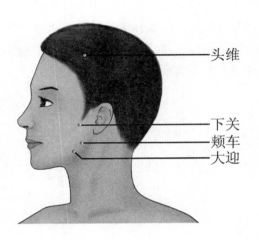

头维

下关
颊车
大迎

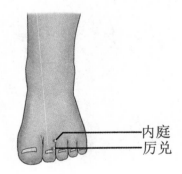

内庭
厉兑

【循行】起于鼻旁，沿鼻翼外侧下行入上齿槽中，环绕口唇，在下交会于颏唇沟，沿着下颌角走行上耳前，止于两侧额角；主干线从颈部下到胸部，内行部分入缺盆，属胃络脾；外行部分延胸腹第2侧线下行，至腹股沟处，沿下肢外侧前缘下行，止于第2趾外侧端，其分支从膝下3寸和足背分出，分别到中趾和足大趾。

【主治】胃肠病、头面五官病、神志病、皮肤病、热病以及经脉循行部位的其他局部病证。

足少阳胆经经穴

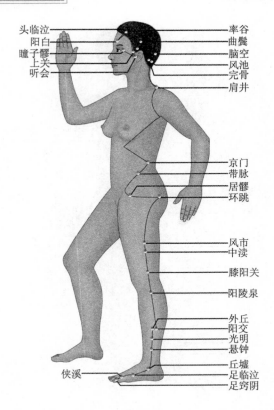

头临泣
阳白
瞳子髎
上关
听会

率谷
曲鬓
脑空
风池
完骨
肩井

京门
带脉
居髎
环跳

风市
中渎
膝阳关
阳陵泉

外丘
阳交
光明
悬钟
丘墟
足临泣
足窍阴

侠溪

【循行】起于外眼角，上行至额角，再折下绕耳后，从颈旁至肩入缺盆；耳部支脉从耳后入耳中，至耳前再至外眼角；另一支脉从外眼角下行，经颊部、颧部至缺盆与前支会合；内行支入胸中，过膈，联系肝胆，经胁里，出于腹股沟动脉处；躯干主支从缺盆行至腋下，再沿胸侧、季肋部向下会合于髋关节部，再向下沿大腿外侧下行，出外踝前，止于第4趾外侧；背部分支止于足大趾端。

【主治】肝胆病，侧头、目、耳、咽喉、胸胁病以及经脉循行部位的其他局部病证。

足太阴脾经经穴

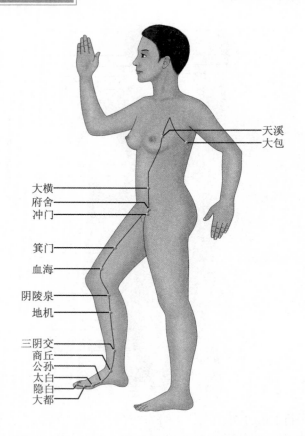

天溪
大包
大横
府舍
冲门
箕门
血海
阴陵泉
地机
三阴交
商丘
公孙
太白
隐白
大都

【循行】起于足大趾，沿着小腿内侧中间循行至内踝上 8 寸后沿内侧前缘上行，经过膝部、股部上行入腹部，属脾络胃，通过横膈，向上过咽喉，止于舌下；分支从胃流注入心中；另一分支分布于胸腹第 3 侧线，经锁骨下，止于腋下大包穴。

【主治】脾胃病、妇科病、前阴病以及经脉循行部位的其他局部病证。

足少阴肾经经穴

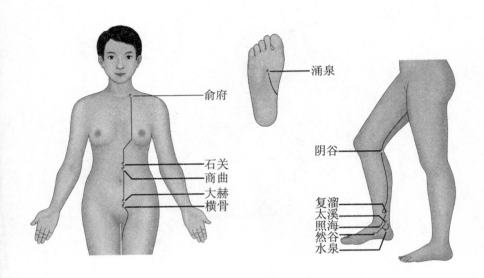

涌泉

俞府

阴谷

石关
商曲
大赫
横骨

复溜
太溪
照海
然谷
水泉

【循行】起于足小趾之下，斜走足心，内踝后缘向上，经过脊柱，属肾，络膀胱，从肾部向上过肝、膈，入肺，沿喉咙上行止于舌根旁；分支向上行于腹部前正中线旁开 0.5 寸，至胸部行于旁开 2 寸，止于锁骨下；另一分支从肺分出，络心，流注胸中。

【主治】妇科病、前阴病、肾脏病、与肾有关的其他系统疾病以及经脉循行部位的其他局部病证。

足厥阴肝经经穴

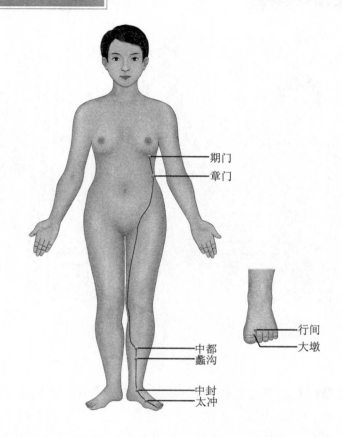

期门
章门
行间
大墩
中都
蠡沟
中封
太冲

【循行】起于足大趾外侧端，向上沿足背内侧至内踝上 8 寸处后上行于大腿内侧，联系阴部，上行联系胃、肝、胆、膈、胁肋，沿咽喉上行，连接目系，上行出于额部与督脉交会；目系支脉下行环绕唇内；肝部支脉从肝分出，通过横膈，向上流注于肺。

【主治】肝胆病、脾胃病、妇科病、少腹病、前阴病以及经脉循行部位的其他局部病证。

督脉经穴

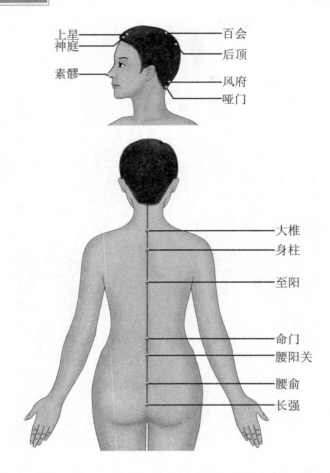

上星
神庭
素髎
百会
后顶
风府
哑门

大椎
身柱
至阳
命门
腰阳关
腰俞
长强

【循行】起于小腹，出于会阴部，向上沿背部正中线上行，至项后风府入脑，并继续上行至巅顶，沿前额下行止于上唇内齿龈部。

【主治】神志病，热病，腰、背、头项等局部病证及相应的内脏病证。

任脉经穴

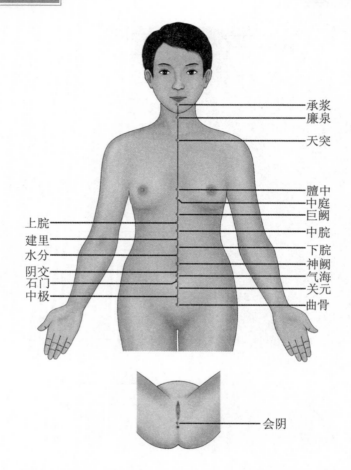

承浆
廉泉
天突
膻中
中庭
巨阙
中脘
下脘
神阙
气海
关元
曲骨

上脘
建里
水分
阴交
石门
中极

会阴

【循行】起于小腹，出于会阴部，向上沿腹内前正中线上行，至咽喉部，再上行环绕口唇，经过面部到达眼下部中央。

【主治】少腹（小腹）、脐腹、胃脘、胸、颈、咽喉、头面等局部病证及相应的内脏病证。

经外奇穴①

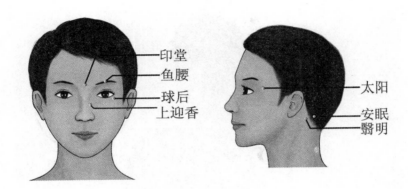

印堂
鱼腰
球后
上迎香

太阳
安眠
翳明

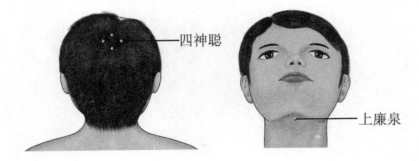

四神聪

上廉泉

经外奇穴②

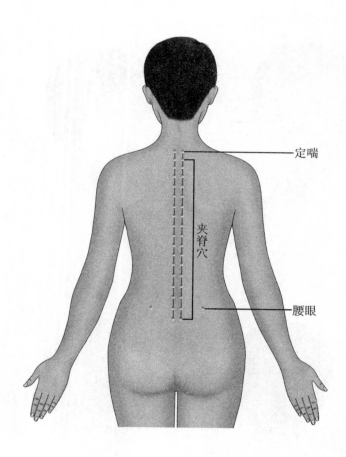

定喘

夹脊穴

腰眼

经外奇穴③

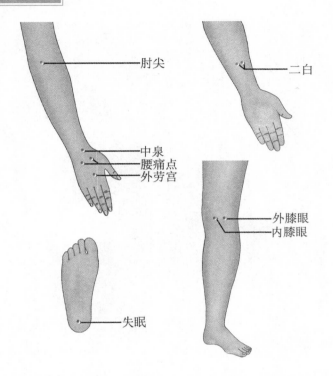

肘尖

二白

中泉
腰痛点
外劳宫

外膝眼
内膝眼

失眠

　　在十四经穴之外具有固定名称、位置和主治作用的腧穴，简称奇穴。"奇"是相对于"常"而言的，即以十四经经穴为常，它是指既有定名，又有定位，临床用之有效，但尚未纳入十四经系统的腧穴。经外奇穴分布比较散，但与经络仍有密切联系，如印堂与督脉，太阳与三焦等。其中少数腧穴，后来又补充到十四经穴，如督脉的阳关、中枢、灵台，膀胱经的眉冲、膏肓俞、厥阴俞等。随着针灸学术的发展，现代研究的一些新穴，诸如阑尾穴、球后穴等，亦入经外奇穴之列。

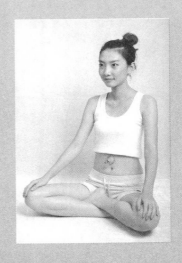

第一章 走进神奇的拔罐疗法

经穴与拔罐的关系

人体有五官九窍、皮肉筋骨、五脏六腑、四肢百骸等组织器官，它们之所以可以维持彼此间相对的协调统一，正常完成机体生理活动，经穴功不可没。当人体出现异常时，可以通过拔罐这种自然疗法施术于经穴，使经络发挥作用，顺利地将气血输送到全身各处，"使脏腑组织得以营养，筋骨得以濡润，关节得以通利"。经穴在"行气血"的同时，还将营卫之气"密布周身"，"在内和调于五脏，洒陈于六腑，在外抗御病邪，防止内侵"。也就是说，在对经穴进行拔罐的同时，能够充分激发经穴的潜能，达到治病健体的作用。

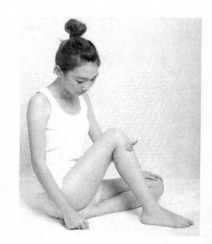

1. 活血化瘀，舒筋活络

通过拔罐对经穴进行刺激，疏导气血，使局部气血平衡，加速瘀血吸收，并生出新血。当气血运行恢复正常，就可以提高机体局部组织的痛阈，达到通则不痛、舒筋活络的目的。

2. 滋养脏腑，双向调节

气血源头其实就是五脏六腑，运用拔罐疗法作用于经穴，对脏腑产生的作用是双向的，一方面通过对穴位或脏腑所在部位的体表进行施术，增强脏腑功能，将气血输送到人体各处；另一方面又加快气血回流，使脏腑及时得到营养供给，从而增强体内正气，抑制或驱除外邪侵犯。

3. 加速代谢，散寒除痹

当寒邪或热邪进入人体后，容易造成气血瘀滞，局部代谢减缓，聚瘀或湿为热毒或痰湿。拔罐施术于经穴，具有和血脉、除痹痛的作用，通过运行气血将毒素排出，从而改善风寒、湿热所致的各种不适症状。

拔罐疗法的作用机理

中医认为，人体之所以会出现疾病，是由于阴阳失调、气血不畅、邪气聚生，这些致病因素对人体脏腑气血津液具有极大的危害性。拔罐通过对皮肤、经络和穴位进行适当刺激，能够将"邪毒"和"瘀滞"带出体内，从而使气血得到调畅，并调动机体的自愈及免疫系统，有效地改变经络、阴阳失衡的病理状态。从传统中医学研究方面来看，拔罐的作用机理如下。

1. 负压

科学研究发现，人体在罐具负压吸拔的时候，体表会产生大量气泡，从而加强局部组织的气体交换。另外，负压能够使局部皮肤的毛细血管通透性发生改变、毛细血管发生破裂，少量的血液进入组织间隙，最后产生瘀血现象，在机体自我调整中产生行气活血、祛风除湿、舒筋活络等功效，起到一种良性刺激，促其恢复正常功能的作用。

2. 温热

拔罐对局部体表皮肤会产生温热的刺激，以大火罐、水罐以及药罐最为显著。温热刺激能导致血管扩张，促进血液循环，改善局部充血状态，还可以改善新陈代谢，顺利排出体内的废物、毒素，让局部组织的营养状态得到改善。同时，还可以增强血管壁的通透性，增强白细胞和网状细胞的吞噬活力，使局部的耐受性和整个机体的抵抗力得到提升。总的来说，拔罐可以温经散寒、清热解毒，从而达到促使疾病好转的目的。

3. 调节

拔罐的调节作用是以负压和温热作用为基础的，它能够对神经系统、微循环起到调节作用。首先，拔罐对局部皮肤的刺激，能够通过皮肤和血管感受器的反射传送到中枢神经系统，致使其发生反射性的兴奋，以此达到调节大脑皮层，使之趋于平衡的作用。拔罐可以使患部皮肤相应的组织代谢旺盛，促使机体恢复功能，阴阳失衡得以调整，使疾病逐渐痊愈。

其次，由于拔罐后自身溶血现象会产生一种类组织胺的物质，其随体液周流全身，刺激各个器官，增强其功能活力，这有助于机体功能的恢复。

拔罐的疗疾原则

　　拔罐原则是在整体观念、辨证论治等指导下产生的，是对实际拔罐的选穴、操作、治疗具有指导意义的法则。拔罐时可遵循的原则主要有以下几点。

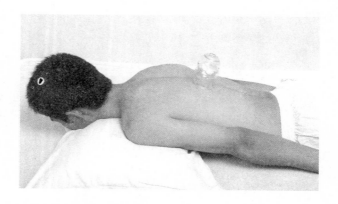

1. 发时治标，平时治本

　　疾病的表现多种多样，病变过程中也有轻重缓急，只有从各种表象中分析掌握了疾病的本质，才能对其进行彻底的治疗。然而有些标症紧急，有可能造成更严重的后果，甚至危及生命，此时则应该先对这些症状进行治疗，一方面为了保护患者的生命，另一方面也为治本提供了有利的条件。

2. 未病先防

疾病发生主要是由于正气不足、邪气侵袭导致的。同时，某些疾病则是体内已有致病因素堆积，只是尚未遇到可以促发的因素，或是体内已有疾病的病理改变，只是还没有外在的表现出来而已。对于这些疾病，可以通过拔罐进行预防。

3. 以痛为腧

这个原则主要体现在拔罐的选穴中。疼痛是很多内、外科疾病的常见症状表现，同时，很多内科疾病也会在身体上的某些特定部位出现特别的病理反应。选穴时可以选择疼痛局部或者是体表的病理反应点，这不仅可以缓解或减轻患者的不适症状，同时也可以辅助治疗疾病本身。

4. 温灸结合

疾病的发生是人体正气亏虚的体现，通常人体正气不足，所发生的疾病多以虚证和寒证为主。正确辨明这类疾病，在正确拔罐的基础上加以温灸，促进血液循环、正气恢复，不仅有利于治疗，还可以增强体质。

5. 虚实辨证

疾病发生发展的过程是人体正气和致病邪气之间的斗争过程，而虚实是辨别邪正盛衰的一对纲领，反映了邪气与正气两者的盛衰变化及力量对比。辨明虚实，可以了解哪一方面占主导地位，从而决定在拔罐治疗时是选择补的手法还是泻的手法。

拔罐能祛人体"六淫"

风、寒、暑、湿、燥、火称为"六气"，本为正常的气候状况，是万物生长的条件，然而，当气候发生异常变化，六气发生太过或是不及，就容易造成机体发病。此时的风、寒、暑、湿、燥、火便是六种外感性致病因素，即"六淫"。拔罐疗法能够有效地改善、祛除人体内的"六淫"，达到保健、治疗的作用。

1. 风邪

风邪主要以春季较多，在人体抵抗力下降时，可通过皮毛、肌腠侵入人体。所致疾病往往具有向头面、肌表发生的趋势，同时具有游走不定、传变迅速等特点。

2. 寒邪

寒邪主要在气温较低的冬季或是气温骤降的时候侵袭人体，或因着凉、淋雨、进食寒凉食物等而导致体内寒邪聚集。由于寒邪易伤阳气，所以所致的疾病往往具有寒冷、疼痛、拘急痉挛等特点。

3. 暑邪

暑邪以夏季为主，往往由于夏日气温过高或工作环境闷热等导致。其所致疾病往往具有发热、面红、多汗出、耗伤体内津液等特点。暑邪经常夹杂湿邪。

4. 湿邪

湿邪以夏秋交替之季为主，此时为一年中湿气最重的时候。长期气候潮湿，或居住于潮湿环境中，或淋雨涉水等均可感受湿邪。其所致疾病具有重浊、黏腻、下肢症状重等特点。

5. 燥邪

燥邪以秋季为主，此时空气缺乏水分，易发燥病。其所致疾病有容易伤津、伤肺而致咽干口渴、大便干结等特点。

6. 火邪

火邪往往是感受风、寒、暑、湿、燥等外邪入里化火，或者人体内五脏六腑阴阳失调，阳气亢盛所致。其所致疾病具有好发于身体上部、易伤津耗液、生风动血、发为局部疮疡痈肿等特点。

拔罐疗法中的"禁忌"

　　虽然拔罐疗法操作起来并不复杂，也比较实用，但是，在拔罐过程中如果不避开"禁忌"，也可能造成身体、心理上的伤害，因此为了在安全的前提下进行有效、科学的拔罐，有一些注意事项是必须了解的，这些事项通常分为两类。

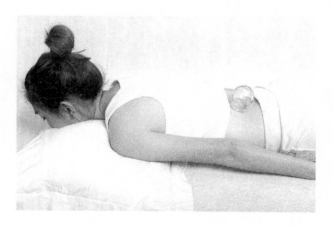

1. 注意事项

　　（1）不要烫伤受术者，不要让火苗离施术者太近，不要使酒精滴落，并且常更换罐子。

（2）同一部位不要天天拔，拔罐的旧痕处在消退前也尽量不要再拔。

（3）拔罐过程中受术者如有不适，不要继续拔罐，应立即起罐，并采取对症措施。

（4）起罐的时候不要硬拔、强拉或旋转，以免损伤局部皮肤。

（5）不要对身体上心脏、大血管分布的部位、月经期妇女的下腹部，以及孕妇的腰骶部、腹部、乳房、三阴交穴、合谷穴、昆仑穴等部位进行拔罐。

（6）不要在过敏、溃烂、瘀血严重、烫伤、消瘦且无弹性的肌肤上拔罐。

2. 禁忌证

（1）身体上皮肤有溃疡、过敏、水肿者。

（2）患有出血倾向疾病者，如血小板减少症、白血病、过敏性紫癜。

（3）心、肾、肝严重疾病以及神昏、高热抽搐者。

（4）骨折患者在未完全愈合时。

（5）酒醉、过饱、过饥、过劳、大渴、大汗、大出血者。

（6）精神紧张、肢体抽搐、高热抽搐者以及经期女性。

（7）全身高度浮肿、静脉曲张者。

（8）肺部慢性病、形体消瘦者。

区别保健拔罐和医疗拔罐

拔罐有保健和医疗之分，要根据自己的具体情况选择适合自己的拔罐方，才能够使拔罐疗效事半功倍。

1. 保健拔罐

保健拔罐是指通过拔罐达到预防疾病、强身健体作用的一种拔罐方法，它能缓解肌肉疼痛、解除疲劳、调节精神状态、缓解紧张情绪，同时还能调整身体气血阴阳的变化，从而起到保健、延年益寿的作用。

2. 医疗拔罐

医疗拔罐主要是通过拔罐达到治疗疾病或者辅助加强治疗作用的效果。对于各种已经明确的疾病，拔罐能通过有效的对症治疗，调整阴阳，疏通经络，活血祛瘀，消肿止痛，一方面可缓解疾病的各种症状表现，另一方面可从根本上治疗疾病。

对于那些没有明确的疾病，或明确器质性改变但又表现出各种不适的人，以及那些处于"亚健康"状态的人，可以选用保健拔罐法。而对于已经确诊的患者，则可以在医生开具的药物或其他治疗方法的基础上，辅以拔罐治疗，使疾病更快地痊愈。

拔罐前的准备工作

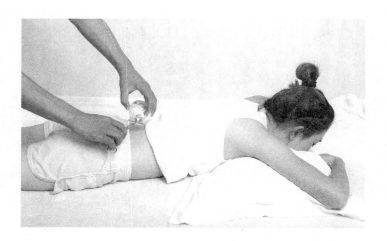

　　做好、做足拔罐的准备能够为拔罐开个好头，否则影响拔罐的进度是小事，影响保健效果、加重病情、增加新症才是大事。所以，在拔罐前一定要做好充分的准备。

　　1. 对罐器进行处理

　　（1）在拔罐前，首先应当根据病情轻重、患部面积大小以及皮肤的弹性选择合适的罐具，一般而言，中、小口径的罐具吸拔力较大，在家庭拔罐中最常用。

（2）检查罐具的边缘是否光滑，有无破损，并用酒精对边缘处进行消毒。

（3）在冬季、深秋或初春等天气寒冷的季节，拔罐前应当先用火烘烤罐底，使罐体以及罐口变得温热，罐具的温度以略高于体温为宜。

2. 对皮肤的处理

（1）应当用消毒用品对需要拔罐部位的肌肤进行清洁，擦去汗水、油脂以及护肤品等，以增强拔罐介质的渗透力及罐口的稳定性。

（2）如果需要拔罐的部位皮下脂肪较少，而且皮肤干燥无弹性，最好用消过毒的湿毛巾擦拭，以防漏气和烫伤。

（3）如果需要拔罐的部位凹凸不平，或受术者患有头痛、溃疡等症时，应当先用棉垫或药棉垫，以防止漏气和烫伤。

（4）如果手术者的皮肤因曾经患过疮疡而显得干硬，应当先用消毒温湿毛巾擦拭，使局部皮肤变得柔软，以缓解拔罐时的疼痛感。

（5）如果拔罐部位有汗毛，应当预先剃去，然后再涂上适量的凡士林。

罐具的选择

　　罐具是拔罐的主要工具，对罐具的要求主要有：罐口内缘要厚而光滑，罐具容量要大，可以缓慢起罐，可以稳定放置，便于冲洗。符合上述要求的罐具主要有以下几种。

　　1. 竹罐

　　竹罐又称竹筒，是用坚实成熟的老竹子制成，罐身长 8 ~ 10 厘米，口径在 3.3 厘米、5 厘米、7 厘米不等。竹罐为圆柱形，中间略粗，两端稍细，形似腰鼓一般，口底和四周较平整光滑。

　　竹罐的优点是轻巧价廉，耐用，且不易破损，但由于干燥后易爆裂或漏气，因此在使用前应当先用温水浸泡数分钟。

　　2. 陶瓷罐

　　陶瓷罐是使用陶土烧制而成，罐身长 4 ~ 9 厘米，口径在 3 ~ 8 厘米不等。陶瓷罐呈圆柱状，中间略大，口底平整，罐身光滑。

　　陶瓷罐的优点是吸拔力大，而且由于内外壁上了一层釉，因此可以减轻皮肤的痛感。但它也有一定的缺点，如罐身较重，容易破损，无法透过表层观察罐内皮肤的变化。在这些缺点中，最大的问题就是易破损，而且陶瓷罐一旦毛口出现破损，就会失去吸拔的能力。

3. 玻璃罐

玻璃罐顾名思义就是使用耐热的硬玻璃吹制而成，按口径及罐身的大小可分为大、中、小三种型号，常用于针刺后拔罐，使用时可根据拔罐部位选择大小适合的玻璃罐。玻璃罐的罐口小、罐身大，且罐口的边缘略微向外凸，形似笆斗一般。

玻璃罐的优点是透明，能够在拔罐的过程中观察到皮肤发生的变化。但由于材质的缺陷，它的导热性非常快，很容易烫伤皮肤；材质脆硬，容易破损。

4. 金属罐

金属罐的规格、型号与陶瓷罐和玻璃罐相似，一般多用铜、铅、不锈钢等金属材料制成，主要用于火力排气法。

金属罐的优点是消毒便利，而且比较结实。缺点是价格较贵，导热性快，极易烫伤皮肤，而且无法观察应拔部位皮肤的变化。

5. 抽气罐

抽气罐是现代的罐具，它是将罐具与抽气器连接在一起，上部为抽气器，下部为罐体，材质多使用玻璃或者塑料。

抽气罐与传统火罐的不同之处在于：使用起来非常便利，无需点火，不易烫伤；便于观察皮肤的变化；能随意调节对穴位的吸附力度；放气时不会造成疼痛。

拔罐的辅助工具

在进行拔罐时，除了罐具之外，还要用到一些相关的辅助工具，这些辅助工具能够对拔罐效果起到推波助澜的作用。通常以下几种拔罐辅助工具最为常见。

1. 燃料

燃料在火罐法中使用，多是浓度为 75% ~ 95% 的酒精棉球。高度数的白酒也可以代替酒精作为燃料使用。

2. 镊子

镊子多用在内火法，通常是用来夹住点燃的酒精棉球，在罐内绕一周，使火罐内均匀受热。

3. 消毒清洁用品

常用的消毒清洁用品是酒精脱脂棉球、毛巾、纸巾等，一般用于拔罐前后清洁皮肤。其中毛巾和纸巾应当选用质地柔软，且对皮肤无刺激性、无伤害的天然纤维织物。

4. 拔罐介质

常用的拔罐介质为凡士林、液状石蜡以及各种中药、拔罐油等。在拔罐前将其涂抹在需要拔罐的部位和罐口，凡士林、液状石蜡能起到润滑的作用，可加强皮肤和罐具之间的密合度，防止烫伤和疼痛感，多用于保健性拔罐；中药介质能促进拔罐功效，多用于治疗性拔罐；拔罐油则兼具二者的特点，具有清热解毒、活血化瘀、消炎镇痛的作用，而且渗透性较强，润滑性较好，在拔罐前涂抹可以保护皮肤、预防感染、减轻疼痛、加快病邪排出等。

需要注意的是，如果将红花油作为拔罐介质，应当谨慎挑选罐具，因为红花油对罐具有一定的腐蚀性，很可能会缩短罐具的使用寿命。

5. 针具

针具通常用在刺络拔罐法及针罐法，常用的针具有毫针、三棱针、皮肤针等几种。

把握拔罐时间

　　当罐拔于皮肤上时，由于负压罐会牢牢地吸住皮肤。对于吸附的时间，也是有一定的讲究的，要刚刚好才能最大程度地发挥出拔罐的作用。

　　若是留罐的时间短了，皮肤不能足够地充血、瘀血，治疗效果就会大打折扣。但是，如果火罐留的时间久了，又极易灼伤或烫伤皮肤。

　　一般来说，大火罐吸力较强，每次可以留罐5～10分钟；小罐吸力相对较弱，每次可以留罐10～15分钟。但是对于儿童来说，留罐时间应比成人稍短。同时对于体质虚弱、正气亏虚的患者也应该减少留罐时间。

选择拔罐合适体位

　　拔罐的时候，一方面为了使受术者在治疗中不会觉得劳累、不适，或者因活动而造成"掉罐"，另一方面为了便于施术者进行操作，提高治疗效果，降低烫伤的危险，在拔罐前必须要选择好适当的体位。常用的体位有以下三种。

1. 俯卧位

　　受术者背面向上而卧，头转向一侧或向下，上肢自然放置于身体两侧，暴露背部、下肢。此种姿势有利于吸拔腰背部及下肢后侧等部位。

2. 仰卧位

　　受术者仰面而卧，上肢自然放置于身体两侧，下肢平伸或自然屈膝，暴露胸部、腹部及上下肢前内侧。此种姿势有利于吸拔前胸、腹部、上肢、下肢前侧等部位。

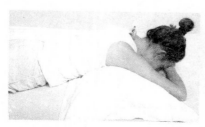

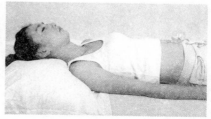

3. 坐位

受术者坐在床上或椅子上，暴露后背及颈部。此种姿势有利于吸拔颈肩、腰背部、上肢、下肢及膝部等部位。

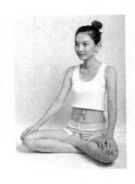

避免火罐烫伤的方法

拔火罐时，由于使用火及酒精，稍有不慎皮肤就很容易被烫伤。为了避免烫伤，可以使用以下几种方法。

1. 涂水

在要拔罐的部位，用毛巾蘸少许温水擦拭皮肤，如此可降低皮肤的温度，保护皮肤不被烫伤。

2. 酒精适量

使用酒精棉球时，一定要适量，若太多则容易滴落在皮肤上烫出血疱。

3. 火焰朝罐底

使用前检查罐口，保证上面没有沾上酒精。开始拔罐时，酒精棉球的火焰绝对不可以烧着罐口，一定要朝向罐底，如果不小心烧着罐口了，一定要马上换罐。

4. 勤换罐具

使用闪罐法时，在闪几次之后，罐具的温度会升高，当罐具的温度升高后，一定要及时换罐，几个罐轮流使用，便不会烫着皮肤了。

晕罐的紧急处理

　　拔罐时，注意与受罐者保持沟通，如果患者有温暖、舒适、思眠入睡等反应，属正常现象。如果患者感觉不适即晕罐，则有可能是吸拔力量过大或体位不适造成的，应当采取相应的措施。

　　通常情况下，晕罐多出现于初次拔罐者、年老体弱者或儿童，表现为拔罐过程中突发头晕目眩、恶心欲吐、面色苍白、肢体欠温、周身冷汗、呼吸急促等症状。一旦受术者出现上述问题，施术者应当先起罐，然后让患者平卧休息，垫高下肢，给予温开水或糖水，症状较轻者一般可以迅速缓解。如果出现严重的晕罐现象，如昏厥等，应马上指掐人中穴、内关穴，或温灸神阙穴、关元穴，或针刺人中穴、百会穴、合谷穴、少商穴等。

1. 掐按人中穴

　　将大拇指的指端置于人中穴上，其余四指的指腹按住下颌处，将大拇指向上顶推，上推的过程中不断活动大拇指，进行强刺激。时间

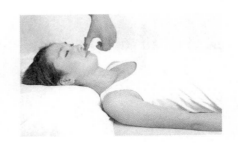

为 20 ~ 40 次 / 分钟，苏醒后停止掐按。

2. 掐按内关穴

用大拇指置于内关穴，先掐后长按穴位大约 1 ~ 2 分钟。

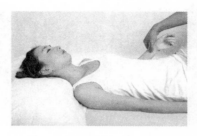

3. 温灸神阙穴、关元穴

侧卧，将艾条燃后置于距神阙穴或关元穴 1 ~ 2 寸的地方，不断旋转，时间在 2 ~ 5 分钟左右。

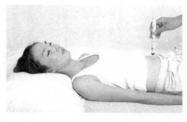

4. 针刺人中穴、百会穴、合谷穴、少商穴等

（1）人中穴：向上斜刺 0.3 ~ 0.5 寸。

（2）百会穴：平刺 0.5 ~ 0.8 寸。

（3）合谷穴：直刺 0.5 ~ 1 寸。

（4）少商穴：浅刺 0.1 寸，或点刺出血。

拔罐之后的护理

很多人认为，拔罐结束了就万事大吉了，很少有人注重拔罐后的护理。其实，拔罐后的一些护理方法也非常重要，如果处理不当不仅会影响拔罐的效果，甚至还可能损伤身体健康。

1. 拔罐后不宜立刻洗澡

拔罐后皮肤非常脆弱，而且毛孔处于完全张开的状态，此时洗澡很容易使邪气通过毛孔进入皮肤，引发感冒。此外，拔罐后洗澡还易使皮肤受损、感染、发炎。因此，即使拔罐后出汗较多，也应当立即穿衣或盖被，若没有出现起水疱等情况，三小时后可以洗澡。

2. 拔罐后应喝一杯热水

拔罐过程使汗毛孔张开，在令邪气外散的同时会带走体内一部分津液，拔罐后喝一杯热水可以补充人体流失的水分，并能促进新陈代谢，加快代谢产物的排出。

3. 应遵守拔罐的时间间隔

拔罐疗法的时间间隔通常根据受术者的体质、拔罐后的恢复情况而定，以局部皮肤适当恢复、不适感消失为准。一般每日或隔日拔罐1次，10次为一疗程，每个疗程中间休息3～5天。应注意的是，同一部位不能天天拔，至少要等到拔痕消失后再进行相关操作。

4. 对水疱进行处理

在拔罐后，如果皮肤上出现水疱，最好先涂少量的甲紫药水，待药水晾干后水疱会自然消失或萎缩。如果水疱较大，可用消毒毫针刺破或用消毒注射器抽出水疱内的液体，然后包上消毒纱布，定时更换纱布，待生有水疱的皮肤愈合后才能再次进行拔罐操作。

学会观罐象自查健康

　　拔罐之后，通常会出现点片状紫红色瘀点、瘀斑，或兼微热痛感，或局部发红，片刻后消失，恢复正常皮色，皆是拔罐的正常反应，它们向人们提示了不同的健康信息。不过应注意的是，贫血者和肥胖者在拔罐后没有吸拔痕迹，在具体操作时应区别对待。

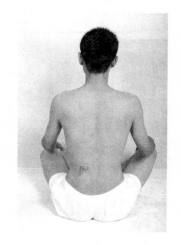

罐印告诉我们的健康信息

具体罐印	健康提示
罐印紫黑且发暗	表明身体有血瘀或受寒等问题。如果罐象面积较大，则说明患有外感风寒。如果印痕数日不退，则说明病程已久，需要多治疗一段时间
罐印为深浅不一的紫癜	表明身体有气滞血瘀之证
罐印为淡紫色且发青的斑块	表明身体有气虚血瘀之证
罐印为鲜红色	表明身体有阴虚之证
罐印色泽较淡	表明身体有气虚、阳虚之证
罐印为深红或发紫，局部并有发热症状	表明身体有热毒或阴虚火旺之证
罐印为红色小点，且集中于穴位周围	表明该穴位所对应的脏腑出现了异常

水疱告诉我们的健康信息

水疱情况	健康提示
水疱明显，颜色发白	表明身体有寒湿之证
水疱不太明显，数量较少，颜色微黄或浑浊，混有血水	表明身体有湿热之证

皮肤温度告诉我们的健康信息

温度情况	健康提示
皮肤温度适当升高	表明身体正气充沛，抵抗力较好
皮肤温度明显升高	表明身体有阴虚之证，感受阳邪、实邪，或所患疾病的证候为实证、热证
皮肤温度没有升高甚至降低	表明身体有阳虚之证，感受风、寒、湿邪，或所患疾病的证候为虚证、寒证

皮肤渗出物告诉我们的健康信息

渗出物情况	健康提示
皮肤中有少量水汽渗出	表明身体正气充沛，健康状况良好
皮肤中有大量水汽渗出，并附于罐内壁中	表明身体内的痰、饮、水、湿毒比较严重
皮肤中的渗出物颜色为淡白色	表明身体有寒证
皮肤中的淡白色渗出物质地稀薄	表明身体有虚寒之证
皮肤中的淡白色渗出物质地黏稠	表明身体有实寒之证
皮肤中的渗出物颜色为淡黄色或黄色	表明身体有热证
皮肤中淡黄或黄色的渗出物质地稀薄	表明身体有虚热之证
皮肤中淡黄或黄色的渗出物质地黏稠	表明身体有实热之证

罐象告诉我们的疾病信息

具体罐象	健康提示
罐口区域皮肤发白，用手摸感觉发凉，起白色水疱	表明身体患有风湿之病，若水疱中夹有白沫说明受风较重
拔罐处的皮肤有细微出血情况，并呈紫块互相重叠	表明身体可能患有水疱、单纯疱疹、带状疱疹、麻疹、风疹、猩红热、斑疹伤寒，或者将要发斑疹
拔罐处的水疱较小，而且排列较密集	表明身体有水肿，并有可能患有心脏病、肾脏病、肝脏病以及内分泌疾病
拔罐处的肤色呈紫红色，且常出现黑褐色斑纹	表明可能患有肌肉风湿症和类风湿关节炎

拔罐可能出现的病灶反应

身体部位	病灶反应
头部	头痛、耳鸣、头晕、目赤、流涕、牙痛、鼻出血、呕气、打嗝、出白沫（肺、气管病的反应情况）、脱发
躯干	发热、发冷、寒战、关节痛、筋骨抽搐、夜间腿脚抽筋、全身疼痛；身体发痒（肺病的反应情况），抓挠后痒感加剧；全身行动不利，腰腿不便（腰腿病的反应情况）
脚部	脚臭、脓疱、脚部皮肤溃疡（肾脏和心脏病的反应情况）

用拔罐来检测身体是否患病应注意以下几点。

（1）被吸拔的部位如果在5分钟之内出现吸拔特征，说明该部位存在疾病隐患。

（2）吸拔特征通常出现在四肢和无内脏投影的躯干部位。

（3）并不是所有的患病人群都会出现吸拔特征，如肥胖患者、贫血患者、衰竭者、体质虚弱者以及恶病质状态的患者都不会出现明显的吸拔特征。

当出现病灶反应后，先不要急着打针吃药，当病气从体内排净，不良反应自然就会消失。总之，拔罐时罐口区域的情况多种多样，因人而异，因病而异，不必大惊小怪，只要坚持拔罐，就可以使各种现象恢复正常，治愈疾病。

最简易的取穴方法

拔罐的穴位选择是以阴阳、脏腑、经络和气血等学说为基本依据的，"循经取穴"为其取穴的基本原则，这是通过"经脉所通，主治所及"的原理得来的。因此，在"循经取穴"的指导下，取穴原则可包括近部取穴、远部取穴和随证取穴。

近部取穴是指在症状发生的局部和邻近部位选取穴位，它是以穴位近治作用为基本依据的，其应用范围非常广泛，凡是体表部位反应较为明显和较为局限的不适症状，均可按近部取穴的原则来取穴予以治疗。

远部取穴是指在距离症状发生的部位和病痛较远的部位取穴，它是以穴位的远治作用为依据的。远部取穴运用也非常广泛，在临床上多选择肘膝以下的穴位进行治疗，在具体应用的时候，既可以取发生异常的脏腑经脉本经穴（本经取穴），又可以选择与异常脏腑经脉相表里的经脉腧穴（表里经取穴）或名称相同的经脉腧穴（同名经取穴）进行治疗。

随证取穴，亦名对证取穴，或亦称辨证取穴，是指针对某些全身症状或病因病机，在取穴时必须根据病证性质特征辨证分析，选取穴位。

具体的取穴方法有以下几种。

1. 体表标志取穴法

体表标志可以分为定型标志和动态标志两个门类。

（1）定型标志：定型标志一般指不受人体活动影响而固定不移的标志。它是利用五官、毛发、指（趾）甲、乳头以及骨节凸起和凹陷、肌肉隆起等部位作为取穴标志。例如，两眉中间取印堂，两乳中间取膻中，腓骨小头前下缘取阳陵泉，两肩胛冈平第3胸椎棘突，两肩胛骨下角平第7胸椎棘突，两肋弓下缘平第2腰椎，两髁脊平第4腰椎等。

（2）动态标志：动态的标志则是指以相应的动作姿势作为取穴标志。它是利用关节、肌肉、皮肤随活动而出现的孔隙、凹陷、皱纹等作为取穴标志，以及采取一定的动作来比量。如曲池必屈肘于横纹头处取之，取阳溪穴时应将拇指跷起，取耳门穴、听宫穴、听会穴等应张口，取下关穴应当闭口，两耳尖直对取百会穴，虎口交叉食指尽端取列缺穴，手掌握膝盖内侧当大指尽端取血海穴等。

常用体表标志取穴部位见下面的表格。

头项部主要体表标志

部位	体表标志	说明
头部	前发际正中	头部有发部位的前缘正中
	后发际正中	头部有发部位的后缘正中
	额角（发角）	前发际额部曲角处
	完骨	额骨乳突
	枕外隆突	枕有外侧最隆起的骨突
面部	眉间（印堂）	两眉头之间中点处
	瞳孔、目中	平视，瞳孔中央
颈项部	喉结	喉头凸起处
	第7颈椎棘突	第7颈椎棘突

躯干部主要体表标志

部位体表	标志	说明
胸部	前正中线	头面部及胸腹部前侧正中
	胸骨上窝	胸骨切迹上方凹陷处
	胸剑联合中点	胸骨体与剑突结合部
	乳头	乳头中央
腹部	脐中（神阙）	脐窝中央
	耻骨联合上缘	耻骨联合上缘与前正中线的交点处
	髂前上棘	髂脊前部的上方突起处
侧胸侧腹部	腋中线	腋下至髋正中线
	腋窝顶点	腋窝正中央最高点
	第11肋端	第11肋骨游离端
背腰骶部	后正中线	头、颈、背、腰部正中
	第1～12胸椎棘突	第1～12胸椎棘突
	第1～5腰椎棘突	第1～5腰椎棘突
	骶正中嵴、尾骨	骶正中嵴在体表不能摸到，位于骶骨后面正中线上；尾骨位于脊柱末端
	肩胛冈根部点	肩胛骨内侧缘近脊柱侧
	肩峰角	肩峰外侧缘与肩胛内连续处
	髂后上棘	髂嵴后部上方突起处

肢体部主要体表标志

部位	体表标志	说明
上肢部	腋前纹头	腋窝皱襞的前端
	腋后纹头	腋窝皱襞的后端
	肘横纹	屈肘成直角，肘部交叉凹陷处
	肘尖	尺骨鹰嘴
	腕掌、背侧横纹	尺桡骨茎突远端连线上的横纹
下肢部	髀枢	股骨大转子
	股骨内侧髁	股骨下端内侧髁上
	胫骨内侧髁	胫骨上端内侧髁下
	臀下横纹	臀与大腿的移行部
	犊鼻（外膝眼）	髌韧带外侧凹陷处中央
	腘横纹	腘窝处横纹
	内踝尖	内踝向内侧的凸起处
	外踝尖	外踝向外侧的凸起处
	赤白肉际	手足掌背肤色明显差别的分界处

2. 分寸折量法

古称"骨度法"，是指将人体各部分分为若干等份，折量取穴的方法。每一等份作为 1 寸，所以称之为"分寸折量法"。骨度法的涵义是指以骨节为主要标志测量周身各部的大小、长短，并依其尺寸按比例折算作为定穴的标准。如腕横纹至肘横纹为 12 寸，也就是把这段长度分成 12 等份，取穴就以它作为折算的标准。这种方法不论成人、小孩或是高矮胖瘦者均适用，并且比较准确。

常用骨度折量寸表

部位	起止	常用骨度	度量法
头部	前发际至后发际	12	直度
	眉心至前发际	3	直度
	后发际至大椎上	3	直度
	两乳突（完骨）之间	9	横度
	两前额发角（头维）之间	9	横度
胸腹部	两乳头之间	8	横度
	腋平线至季肋（11 肋）	12	直度
	歧骨（肋隔角）至脐中	8	直度
	脐中至耻骨联合上方	5	直度
背部	两肩胛骨内侧缘之间	6	横度
上肢	腕横纹至肘横纹	12	直度
	肘横纹至腋横纹	9	直度
下肢	股骨大转子至髌骨下	19	直度
	髌骨下至外踝高点	16	直度
	耻骨平线至股骨内上髁	18	直度
	胫骨内侧髁下至内踝高点	13	直度

3. 指量法

指量法也叫"指寸法"、"同身寸法"，就是以我们手指的宽度为标准来测量取穴的方法。因为我们的手指和身材是成一定比例的，所以指量法在一般情况下也比较准确。有时候，也可以用自己的手指量取别人的穴位，但要根据对方的高矮胖瘦作出适当的伸缩。

（1）中指同身寸：以患者的中指屈曲时，中节内侧两端纹头之间作为1寸，称中指同身寸。用于四肢及脊背作横寸折算。

（2）拇指同身寸：以拇指指关节的横度作为1寸，称拇指同身寸。适用于四肢部的直寸取穴。

（3）横指同身寸：将食、中、无名、小指相并，以中指第二节为准，量取四指之横度作为3寸，称横指同身寸。多用于下肢、下腹部和背部的横寸。

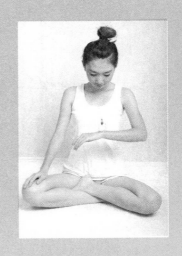

第二章

了解不同的
拔罐方法

排气拔罐法

　　排气拔罐法是通过排出罐内气体，产生负压而使罐具吸附于皮肤上的一种拔罐方法，现介绍一下不同的排气拔罐法。

　　1. 火罐法

　　火罐法借助罐内火焰的热力，利用热胀冷缩的原理将罐内的空气排空，从而对皮肤产生负压。它的应用很广泛，多用于外伤性疼痛、腰腿痛以及呼吸系统疾病。根据燃火方式不同，火罐法可分为四种。

　　（1）投火法：用纸条作为燃烧物，将其点燃后投入罐中，待火焰变小后迅速将罐具罩至身体侧面的吸拔部位。

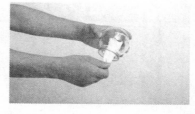

　　（2）闪火法：用较长的镊子夹住酒精棉球，点燃后一手持罐靠近皮肤，一手迅速将酒精棉球在靠近罐底部绕一圈，然后迅速将罐具罩在吸拔部位。

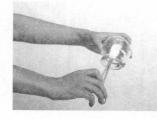

（3）贴棉法：取一块1厘米见方的较薄的棉花，略浸酒精后贴于罐内壁中段，点燃后迅速罩于吸拔部位。

（4）架火法：取一个直径在2～3厘米、不易燃烧且导热的长方形物体，将其放在吸拔部位，然后在上面放一块酒精棉，点燃后将罐具迅速罩于吸拔部位。

（5）滴酒法：用95%酒精或白酒，滴入罐具内1～3滴，将酒沿着罐壁摇匀后用火点燃，迅速将罐具罩于吸拔部位。

2. 水罐法

水罐法是利用水蒸气的热力将罐内的空气排出。具体操作：将竹罐在沸水中煎煮，然后用镊子夹住罐口，使罐口向下。用浸湿的毛巾扣住罐口，迅速将罐具罩于吸拔部位。水罐法通常与疏经、活血、通络的药罐法配合使用，多用于风湿痹证或软组织病症。

3. 抽气罐法

抽气罐法是利用抽气筒将罐具内的空气抽出，使紧扣于吸拔部位的罐具因产生负压对部位发生作用，适合一般病症。

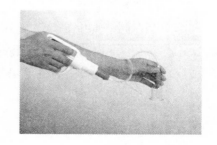

分类拔罐法

　　拔罐的具体操作方法多种多样，如果按其形式可以分为多种类型，即分类拔罐法。现把常用的方法介绍如下。

　　1. 闪罐法

　　闪罐法是将罐具拔住后，立即起下，在同一部位如此反复多次，直至皮肤变得潮红，或充血，或瘀血。这种方法多用于局部皮肤的麻木、疼痛等病症，以及某些不宜留罐的部位，如脸部等。大多采用火罐法。

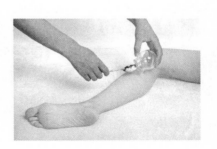

　　2. 留罐法

　　留罐法又叫坐罐法，即将罐具吸附于皮肤上后，让其留置于施术部位一定时间后再将其起下。这是最简单、最基本的方法，经常使用，而且很多部位、很多

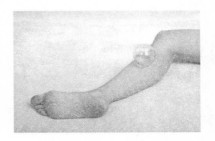

疾病都可以应用。

3. 走罐法

走罐法又叫推罐法或行罐法，是指选择口径较大的罐具，在腰背部、臀髋部、腿股部等面积较大、肌肉丰厚的部位上下左右推拉移动。推罐时手应当握住罐底，用罐具的下半边着力，慢慢向前推动，适用于

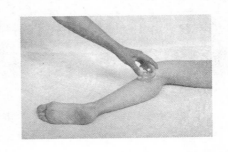

经络气血不通、肌肉麻痹酸痛、风寒湿邪侵袭、脏腑功能失调等病症。应当注意的是，在背部可前后左右推罐，但胸部和腹部与背部应有区别，胸部应按肋骨走向移动，腹部则应旋转移动。

4. 单罐法

单罐法是指对于病变范围较小的情况，可根据病变部位或压痛点选择单个罐具，进行拔罐治疗。这种方法适用于病变局部小的部位，适合一般病症。

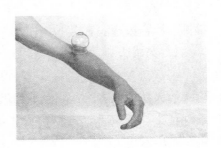

5. 多罐法

多罐法是指多个罐具同时使用，包括排灌法和散罐法。前者指沿着某一经络走向或肌肉走向密集成行地吸拔多个罐，主要适用于背部膀胱经拔罐及肌肉劳损等病变范围较广的疾

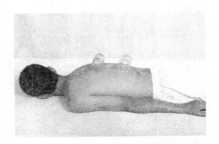

病。后者是指同时选择多个部位、穴位，散放在局部进行拔罐，主要适用于体质虚弱、症状不明显以及病理反应点较多的疾病。

综合拔罐法

拔罐时不仅可以把不同的拔罐法相结合，还可以将拔罐与某些其他的治疗方法有机地结合起来，提高疗效，这就是综合拔罐法。常见的综合拔罐法有以下几种。

1. 药罐法

药罐法是将药物装入布袋内，放入清水煮至适当浓度，再将竹罐放入药液内煮15分钟。使用时，将浸有药液的竹罐吸拔在施术部位上，或者在抽气罐内盛贮适量的事先备好的药液，按抽气罐法吸拔在施术部位上。此法常用于感冒、咳嗽、风湿痛、溃疡病、慢性胃炎、消化不良、银屑病（牛皮癣）等。

2. 针罐法

针罐法也叫留针拔罐法。先在选定的穴位上施行针刺，待得气后将针留在原处，再将罐拔在以针为中心的部位，并留置一定时间，然后起罐，将针起出；也可在针刺得气后马上起针，在针孔处拔罐。这种方法能将针刺和拔罐较好地配合起来，使治疗效果得到加强，常用于顽固性痹痛。

3. 刺络拔罐疗法

将所选穴位或是脓肿处皮肤消毒，用三棱针点刺小血管或者梅花针叩刺后，立即用火罐吸拔于所在部位并留置一定时间，使之出血。这种方法可以使体内的毒血排出，因此多用于丹毒、神经性皮炎、痤疮、扭伤等。

4. 温罐法

温罐法就是将罐吸拔于皮肤上后，用艾条温灸罐周围。也可先用艾条温灸待拔部位，然后拔罐。此种方法兼具拔罐和热疗双重作用，因此主要用于寒证。

5. 刮痧罐法

刮痧罐法是先在待拔部位涂抹刮痧油，用刮痧板刮拭体表至皮肤潮红甚或出现紫斑后，再用常规的方法拔罐。此法多用于病变范围较小的部位的治疗。

6. 按摩罐法

按摩罐法是在拔罐前先依据病情循经点穴和按摩，然后常规拔罐。也可在罐吸拔上之后，再循经按摩，两者同时进行。此法多用于疼痛及软组织损伤等病症。

此外，还有两种以上治疗方法相结合的拔罐法，如针刺加温罐法等。

辨证拔罐法

治疗疾病是一个扶助正气、祛除邪气的过程，可使身体达到一个平衡的状态。然而，体内正邪之气相互斗争，其盛衰的不同，使得疾病的表现也是有虚有实，或是虚实不明显。按照"实则泻之，虚则补之"的原则，只有顺应疾病的虚实拔罐，才能产生较好的治疗效果。因此，拔罐疗法也可分为补法、泻法、平补平泻法三种。

1. 补法

拔罐的补法一般选用较小的罐，吸拔时要轻拔，走罐时顺着经络走向走罐。补法的刺激性小，留罐时间稍短，目的是要达到温通经脉、助阳散寒的效果，用于治疗正气虚的疾病。补法还可以加用温罐法等配合使用。

2. 泻法

拔罐的泻法一般选用较大的罐，吸拔时用较大的吸拔力重拔，走罐时逆着经络走向走罐。泻法的刺激性大，留罐时间长，目的是要达到发表散寒、清泄实热的效果，可用于治疗邪实为主的疾病。泻法还可以通过刺血拔罐、针罐等达到泄热的作用。

3. 平补平泻法

平补平泻法介于补法与泻法之间，选用中罐或小罐，吸拔力度适当，走罐时沿着经络循行来回走罐。平补平泻法刺激性适中，留罐时间长短适中。平补平泻法在实际治疗中运用较多。

起罐法

　　起罐是指将罐具从吸拔部位拔下的手法，起罐的方法根据罐具的不同也各不相同，但无论是哪一种都应当牢记一点：起罐不可硬拔或旋动，而且空气进入罐具内的速度一定要缓慢。下面介绍两种常用的起罐方法。

　　1. 火罐和水罐

　　一手持罐体向一方倾斜，另一手在罐体倾斜的对侧，用手指沿着罐口边沿逐一向下按，使罐外空气慢慢进入罐内，当负压消失后罐具即可脱落。

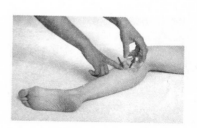

　　2. 抽气罐

　　一手按着罐体，另一手向上拉动排气阀门，使空气缓缓进入罐内，罐具自然松动、脱落。

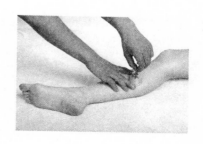

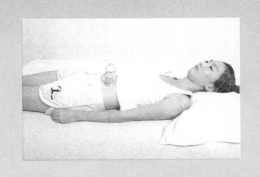

第三章

美容美体

拔罐，让你更美

皮肤粗糙

皮肤粗糙表现为肌肤干燥，甚至出现干裂、皱纹等现象。皮肤粗糙多因肌肤水油平衡失调、新陈代谢能力下降所致，在日常的生活中，被紫外线照射、长期待在干燥的环境中、工作压力大、熬夜、吃快餐、吸烟等都会致使肌肤越来越粗糙。

【取穴】

1. 中脘穴　2. 关元穴　3. 血海穴　4. 三阴交穴　5. 足三里穴　6. 神门穴　7. 肺俞穴　8. 脾俞穴　9. 肾俞穴　10. 膈俞穴　11. 滑肉门穴　12. 合谷穴

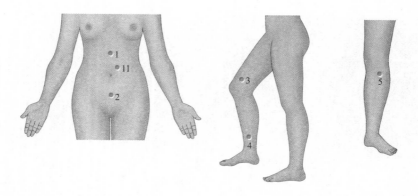

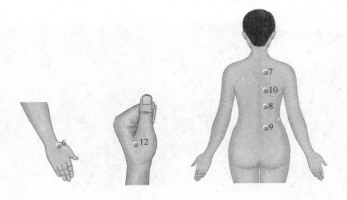

【方法】

★闪罐法

（1）用闪火法将火罐在中脘穴、关元穴、血海穴、三阴交穴、足三里穴、神门穴进行闪罐，直至皮肤潮红。

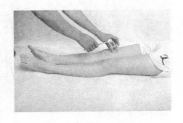

（2）用闪火法将火罐在肺俞穴、脾俞穴、肾俞穴、膈俞穴进行闪罐，直至皮肤潮红。

隔日1次，10次为一疗程。

★走罐法，留罐法

（1）先在皮肤上涂抹油性按摩介质，将罐吸拔于背部足太阳膀胱经部位，然后沿着经络循行线路来回走罐，直至皮肤潮红。

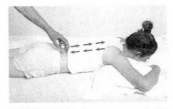

（2）在滑肉门穴、合谷穴进行吸拔，留罐10～15分钟。

隔日1次，10次为一疗程。

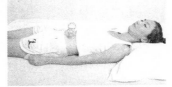

食补小贴士

【笋烧海参】

材料：水发海参200克，鲜笋100克，猪瘦肉100克，盐、味精、糖、料酒、淀粉各适量。

做法：

海参切长条，与鲜笋切片同入锅，加猪瘦肉一起煨熟，加入盐、味精、糖、料酒，勾芡后食用。

【干果山药泥】

材料：鲜山药500克，核桃仁、红枣、山楂、青梅各适量，蜂蜜适量。

做法：

（1）鲜山药煮熟，去皮，碾成泥，再挤压成饼状。

（2）在山药饼上撒上核桃仁、红枣、山楂、青梅等果料，上蒸锅蒸约10分钟。

（3）出锅，浇上蜂蜜即可。

皮肤晦暗

　　皮肤晦暗是一种色素沉着症，是面部的一种皮肤病，主要人群多为女性。现代医学认为，面色晦暗与内分泌失调有关，特别是处在特殊时期的人，如妊娠期、绝经期、口服避孕药以及生殖器官疾病的女性都可能因为性激素分泌失调导致自主神经功能发生紊乱，从而导致本病的发生。中医认为，面色晦暗是因为肝肾不足，脾胃失调，导致营血亏损或气血凝滞，使皮肤失于滋养造成的。

【取穴】

　　1.肺俞穴　2.肝俞穴　3.肾俞穴

4.关元穴　5.膀胱经

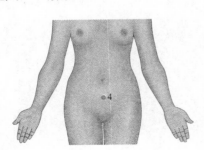

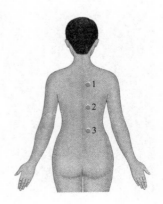

【方法】

★留罐法

（1）先将火罐在两侧肺俞穴、肝俞穴、肾俞穴进行吸拔，时间为10～15分钟。

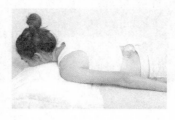

（2）起罐后再用同样的方法将罐吸拔于关元穴，留罐10～15分钟。

每周2次，5次为一疗程。

★走罐法

（1）先在皮肤上涂抹油性按摩介质，用闪火法将罐吸拔于背部膀胱经上部穴位。

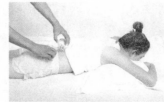

（2）沿着膀胱经内侧线循行来回走罐，直至皮肤潮红。

隔日1次，10次为一疗程。

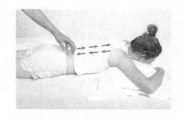

食 补 小 贴 士

【薏米莲子粥】

材料：薏米、粳米各75克，莲子25克，冰糖50克。

做法：

（1）先将莲子洗净，用清水泡开后剥皮去心，然后将薏米和粳米都洗干净。

（2）将薏米和粳米倒入装有清水的锅中，烧沸后用小火煮至半熟放入莲子。

（3）煮至薏米与粳米都开花发黏，莲子也煮烂时，加入冰糖搅匀，即可食用。

黑眼圈

黑眼圈俗称"熊猫眼"，表现为眼周的肌肤颜色明显深于其他部位。大部分黑眼圈的发生与肝肾亏虚有关，肝肾亏虚会导致精血亏损，表现在双眼上就形成黑眼圈。另外，经常熬夜、情绪压抑、用眼过度、衰老致使静脉血管血流速度过于缓慢，眼周肌肤内代谢废物积累过多，也会造成眼部色素沉着。

【取穴】

1. 印堂穴
2. 阳白穴
3. 颧髎穴
4. 四白穴
5. 球后穴
6. 瞳子髎穴

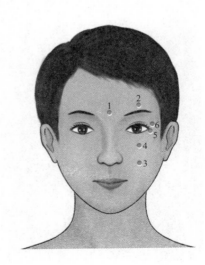

【方法】

★抽气罐，火罐

将抽气罐或者火罐先在印堂穴吸拔，然后在阳白穴、颧髎穴、四白穴、球后穴、瞳子髎穴进行吸拔，留罐时间为5～10分钟。

每日1次，10次为一疗程。

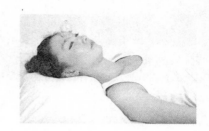

食补小贴士

【黑木耳滚猪肝汤】

材料：黑木耳15克，猪肝300克，生姜1片，红枣2粒，盐少许。

做法：

将黑木耳泡发后洗净，其余材料洗净，猪肝切片，生姜去皮，红枣去核。砂锅中加入适量清水烧开，放入黑木耳、生姜、红枣，以中火煲1小时后放入猪肝，待猪肝熟透后加盐调味即可。

【胡萝卜猪肝饼】

材料：胡萝卜300克，鸡蛋4个，猪肝片250克，盐、酱油、料酒、生姜丝、鸡精、水淀粉各适量。

做法：

（1）胡萝卜洗净，1/3榨汁，其余切丝，与姜丝入油锅煸炒至半熟；鸡蛋打成液，加入胡萝卜汁搅匀备用。

（2）猪肝片调入酱油、鸡精、料酒腌制炒熟，放入蛋液中。

（3）锅内热少许油，然后倒入猪肝蛋液，煎至蛋液表面块凝固，撒上胡萝卜丝，将蛋饼翻面煎至金黄，即可食用。

雀斑

雀斑是一种面部出现的褐色斑点，它形如雀卵，颜色深浅不一，数量多少因人而异，没有其他症状。虽然雀斑不痛不痒，但是却极影响美观，要改善它就要先了解它形成的原因。中医认为，雀斑主要是由于遗传、内分泌失调、色素沉淀等所造成的。

【取穴】

1.足三里穴　2.血海穴　3.阴陵泉穴　4.悬钟穴　5.三阴交穴　6.肾俞穴　7.印堂穴　8.巨阙穴　9.合谷穴

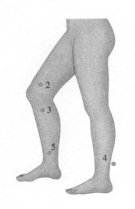
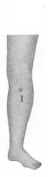
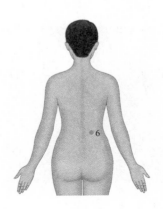

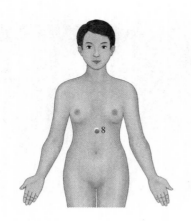
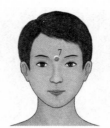
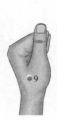

【方法】

★刮痧拔罐

（1）拔罐前先将各穴位及其局部用刮痧法刮至皮肤呈紫红色。

（2）将抽气罐或者火罐在足三里穴、血海穴、阴陵泉穴、悬钟穴、三阴交穴、肾俞穴、印堂穴、巨阙穴、合谷穴进行吸拔，留罐时间为10～15分钟。每次选用3～5个穴位，所有穴位轮流交替选用。

每日1次，10次为一疗程。

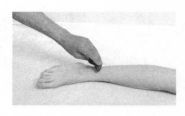
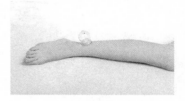

食补小贴士

【黑木耳红枣汤】

材料：黑木耳30克，去核干红枣20粒。

做法：

先将黑木耳、红枣洗净，然后倒入加有清水的锅中，煮半个小时左右。每日早、晚餐后各一次。

【蜂蜜柠檬橘子茶】

材料：橘子3个，柠檬1个，水2碗，冰糖、蜂蜜各适量。

做法：

（1）材料洗净，橘子、柠檬榨汁，连果肉一同放入水中24小时。

（2）将汤汁倒入砂锅中，大火煮沸后转小火，加入冰糖，边煮边搅拌。

（3）煮至汁水浓稠，晾凉后调入蜂蜜装瓶，喝时用开水调和即可。

黄褐斑

　　黄褐斑是一种常见的皮肤色素沉积疾病，通常发生在颜面，发病人群多为女性。黄褐斑原因多为内分泌系统失调，使皮肤细胞中的色素无法正常排出引起的。最常见的影响内分泌的因素如肝病、月经失调等慢性疾病，口服安眠类或避孕类药物，电脑、电视、阳光辐射，营养元素缺乏，妊娠导致机能发生变化，神经中枢失调，脏腑亏虚等。

　　【取穴】

　　1.肾俞穴　2.肝俞穴　3.肺俞穴　4.气海穴

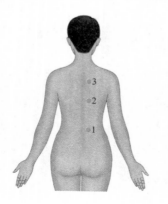
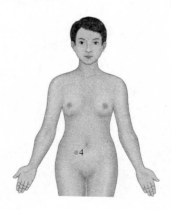

【方法】

（1）先将抽气罐或者火罐在肾俞穴、肝俞穴、肺俞穴进行吸拔，留罐时间为 10 ～ 15 分钟。

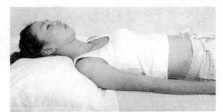

（2）起罐后再用同样的方法将罐吸拔于气海穴，留罐 10 ～ 15 分钟。

每日或隔日 1 次，10 次为一疗程。

食补小贴士

【消斑汤】

材料：百合 30 克，白芷、香附子各 10 克，白芍、糯米各 20 克，蜂蜜 50 毫升。

做法：

（1）将百合、白芷、香附子、白芍、糯米倒在一个锅内，加入清水 500 毫升。

（2）水开后转文火煮 15~20 分钟（期间不时搅动），取汁 200 毫升。再按照第一次熬煮方法加水煎，取汁 200 毫升。

（3）将 2 次熬煮的汁混合后加蜂蜜调匀即可。

【牛蒡山楂汤】

材料：山楂 8 个，牛蒡块 400 克，山药 300 克，胡萝卜 1 根，盐适量。

做法：

（1）牛蒡块浸入淡盐水中；胡萝卜、山药削皮、切块。

（2）将所有的材料放入锅中，加水适量，大火煮沸。

（3）改小火，调入盐，续煮至牛蒡熟软即可。

痤疮

痤疮又叫粉刺，是一种常见的皮肤疾病。病因是由于荷尔蒙旺盛刺激皮脂腺分泌，直至毛囊堵塞、发炎引起的，青春期为常发期。痤疮一般在青春期结束后会自行愈合，但也有例外，如饮食不当、精神压力等原因造成体内环境失衡，会造成痤疮延迟愈合，并且反复发作。中医认为，痤疮多因皮脂腺分泌过多、脾胃湿热、浊气过重、内分泌失调或肺经风热阻于肌肤所致。

【取穴】

1.大椎穴　2.肺俞穴　3.脾俞穴　4.委中穴　5.曲池穴　6.三阴交穴　7.至阳穴　8.天柱穴　9.膈俞穴

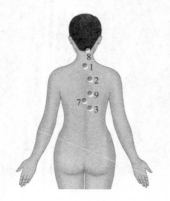
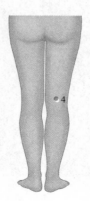

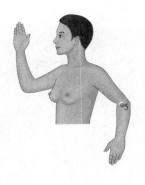

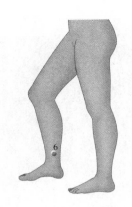

【方法】

★留罐法

将抽气罐或者火罐在大椎穴、肺俞穴、脾俞穴、委中穴、曲池穴、三阴交穴进行吸拔，留罐时间为10～15分钟。

每日1次，10次为一疗程。

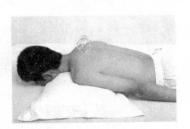

★走罐法

（1）先在皮肤上涂抹油性的按摩介质，将罐吸拔于大椎穴。然后由上而下推至至阳穴，来回走罐5～6次，直至皮肤潮红。

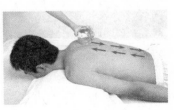

（2）同样的方法，将罐拔于天柱穴，在天柱穴至膈俞穴之间来回走罐，直至皮肤潮红。

每日或隔日1次，10次为一疗程。

食补小贴士

【薏米海带双仁粥】

材料：粳米50克，薏米、枸杞、桃仁各15克，海带、甜杏仁各10克，绿豆20克。

做法：

（1）用纱布将桃仁与甜杏仁包好，倒入清水中煎煮取汁。

（2）将薏米、海带末、枸杞子、粳米一起倒入同煮，直至煮熟即可食用，每日2次。

【上汤芝麻菜】

材料：菠菜400克，白芝麻10克，草菇100克，枸杞、大蒜、姜、葱、盐、鸡汤、胡椒粉各适量。

做法：

（1）材料洗净，菠菜切段，草菇切块，大蒜切末，葱、姜切丝。

（2）菠菜在盐水中焯熟，沥干水分装盘。

（3）锅中倒入鸡汤，放入草菇、枸杞、葱姜、蒜末、盐，煮沸后浇在菠菜上，撒上白芝麻、胡椒粉即可食用。

脱发

　　脱发表现为梳头或洗头时头发大量脱落，甚至平时将头发也会出现头发掉落。常使用脱脂性较强的或碱性较强的洗发剂，或者长期吸烟饮酒、精神压抑、休息不好、过度操心都可导致脱发。脱发损害的不仅是美观的形象，还是不良健康状况的提醒，只有予以重视才能避免引发更大的危害。中医认为，脱发是由于肾气不足、脾胃虚弱、肺气虚弱、头发失养引起的。

　　【取穴】

　　1.中脘穴　2.关元穴　3.太溪穴　4.阳池穴　5.肾俞穴　6.百会穴　7.天柱穴

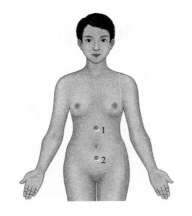
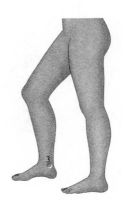

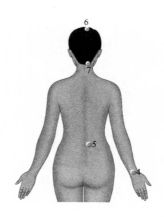

【方法】

（1）将抽气罐或者火罐在中脘穴、关元穴、太溪穴、阳池穴进行吸拔，留罐时间为 10 ~ 15 分钟。

（2）将抽气罐或者火罐在肾俞穴进行吸拔，留罐时间为 10 ~ 15 分钟。同时按摩百会穴和天柱穴各 1 ~ 2 分钟。

每日 1 次，10 次为一疗程。

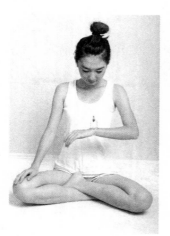

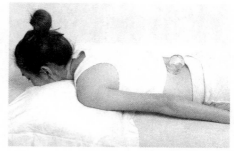

食补小贴士

【香菇油菜包】

材料：小麦面粉 500 克，油菜 750 克，干香菇 5 朵，罐头笋 150 克，海米 60 克，盐、鸡精、白砂糖、酱油、醋、香油、酵母各适量。

做法：

（1）材料洗净，香菇发泡、切丁，海米浸泡后切碎；油菜焯好后，挤干水分，切碎；罐头笋切丁。

（2）将油菜与笋丁、香菇丁、海米、酱油、盐、糖、香油、鸡精拌匀，做馅。

（3）将面粉与酵母掺在一起，用温水和好、揉匀，发好面团后揉匀揉透。

（4）将面团擀成包子皮，放入馅，包好后蒸熟，蘸醋食用。

荨麻疹

　　荨麻疹是由于皮肤、黏膜的小血管反应性扩张及渗透性增加而发生的一种常见的过敏性皮肤病，可发生于任何年龄、任何季节，分急性和慢性两种。荨麻疹病看似较小，但实际却会危及生命，如有的人发作时会造成喉头水肿，导致气促、胸闷、呼吸困难，严重时还会导致窒息死亡。中医认为，致敏因素会在体内产生毒素，易使气血耗损，以至于内不得疏泄、外不得透达，使毒素郁于皮肤腠理之间，正不胜邪而发病。

【取穴】

　　1.大椎穴　2.风门穴　3.三阴交穴　4.曲池穴　5.血海穴

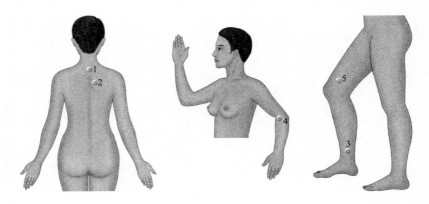

【方法】

★留罐法

将抽气罐或者火罐在大椎穴、风门穴、三阴交穴、曲池穴、血海穴进行吸拔，留罐时间为 10 ~ 15 分钟。

每日 1 次，10 次为一疗程。

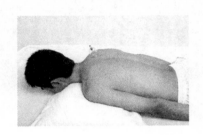

★走罐法

（1）先在皮肤上涂抹油性按摩介质，将罐吸拔于足太阳膀胱经上部穴位。

（2）沿着经络循行线路来回走罐，直至皮肤潮红。

隔日 1 次，10 次为一疗程。

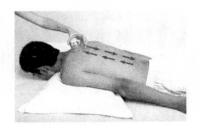

食 补 小 贴 士

【芝麻黄酒饮】

材料：黑芝麻 30 克，黄酒 30 克。

做法：

（1）将黑芝麻碾成碎末，倒入大杯中，再加入黄酒，加盖。

（2）将杯放入锅中隔水蒸 15 分钟即可。每晚睡前服食 1 次芝麻酒。每日 1 剂，连食 1 周。

湿疹

　　湿疹是一种呈多种形态的皮疹，不仅发无定处，而且非常顽固，因此中医也称其为"湿毒疮"。所谓的"毒"是指热毒，当人食用某些食物、药物或接触日常用品时透过皮肤所表现出的变态性反应。这种变态性反应会反复发作，极易从急性演变为慢性病症。

　　【取穴】

　　1.脾俞穴　2.膈俞穴　3.阴陵泉穴
4.血海穴　5.足三里穴　6.三阴交穴
7.大椎穴　8.肺俞穴　9.陶道穴　10.委
阳穴　11.曲池穴

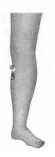
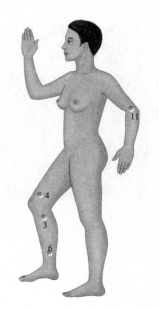

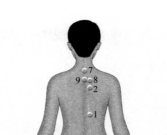

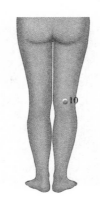

【方法】

★留罐法

抽气罐或者火罐在脾俞穴、膈俞穴、阴陵泉穴、血海穴、足三里穴、三阴交穴进行吸拔，留罐时间为 10 ~ 15 分钟。

辨证分型

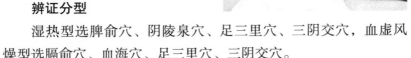

湿热型选脾俞穴、阴陵泉穴、足三里穴、三阴交穴，血虚风燥型选膈俞穴、血海穴、足三里穴、三阴交穴。

每日 1 次，10 次为一疗程。

★刺络拔罐法

首先将大椎穴、肺俞穴、陶道穴、委阳穴、血海穴、曲池穴及疼痛点部位皮肤常规消毒，用三棱针进行点刺，至被刺部位皮肤微出血后，用火罐吸拔于上述穴位上，留罐 10 ~ 15 分钟，起罐并将污血擦净，并在针刺处消毒。

隔日 1 次，3 次为一疗程。

食 补 小 贴 士

【红豆薏米粥】

材料：红豆、玉米须各 15 克，薏米 30 克。

做法：

先将红豆、薏米冲洗干净，再将玉米须用纱布包裹好，然后将红豆、薏米和玉米须共煮熟食。每日 1 次。

银屑病

　　银屑病又叫"牛皮癣"，是一种常见的慢性复发性炎症性皮肤病，任何年龄、任何季节都可发病，但以青壮年居多。初期皮肤表面形成扁平丘疹，其后逐渐融合，增大、增厚如牛皮状，表面有银白色鳞屑，时有瘙痒感。应当注意的是，牛皮癣并不具有传染性，所以无须背负过重的心理负担。但是，由于银屑病是一种兼具顽固性与复发性的皮肤疾病，所以只有长期坚持，才能达到改善、减缓病情的目的。银屑病病因不明，目前认为与遗传、免疫功能紊乱、代谢障碍、内分泌因素、神经因素以及感染有关。

【取穴】

1. 肝俞穴
2. 膈俞穴
3. 血海穴
4. 三阴交穴

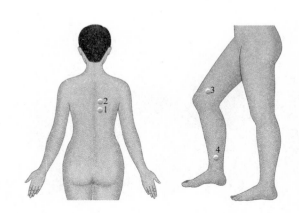

【方法】

抽气罐或者火罐在肝俞穴、膈俞穴、血海穴、三阴交穴进行吸拔，留罐时间为 10 ～ 15 分钟。一次只取一侧穴位，双侧穴位轮流交替选用。

每日 1 次，10 次为一疗程。

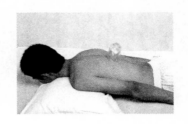

食 补 小 贴 士

【凉拌肉皮冻】

材料：猪肉皮 200 克，胡萝卜、青豆、豆腐干适量，盐、糖、味精适量，清水 500 毫升。

做法：

（1）将猪肉皮用清水洗净，刮去皮上所带肥油。

（2）倒入清水中，用微火炖煮，同时将胡萝卜、青豆、豆腐干切丁备用。

（3）猪肉皮炖煮 1.5 小时以后倒入胡萝卜丁、青豆丁、豆腐干丁以及适当盐、糖、味精等调味品，待凉成冻，切块食用。

带状疱疹

　　带状疱疹是一种由带状疱疹病毒引起的急性炎症性皮肤病，好发于春秋两季，可发生于身体任何部位，以腰背部最为常见，成年患者较多。应当注意的是，带状疱疹虽然比较难愈，但一经治愈极少复发。中医认为，带状疱疹也被称做"缠腰火丹"、"蜘蛛疮"，其病因是情志不顺、肝胆火旺、饮食不节、脾运失调、蕴湿化热、毒邪入侵所致。

【取穴】

1.大椎穴　2.中脘穴　3.天枢穴　4.曲泉穴　5.血海穴

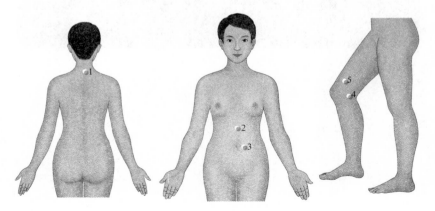

【方法】

（1）将局部疼痛点、大椎穴、中脘穴、天枢穴、曲泉穴、血海穴部位皮肤消毒。

（2）用梅花针在局部疼痛点进行叩刺，至被刺部位皮肤微出血后，用火罐密排拔罐。

（3）在大椎穴、中脘穴、天枢穴、曲泉穴、血海穴用三棱针点刺 3 ~ 5 下后再拔罐，留罐 10 ~ 15 分钟，起罐后将污血擦净，并在针刺处消毒。

局部疼痛点为主穴，大椎穴、中脘穴、天枢穴、曲泉穴、血海穴为配穴，隔日 1 次，10 次为一疗程。

食 补 小 贴 士

【绿豆茯苓老鸭汤】

材料：绿豆 200 克，老鸭 1 只，土茯苓 40 克，精盐 10 克。

做法：

（1）将绿豆、老鸭、土茯苓都倒入适量的清水中，用武火煮沸。

（2）转用文火煲 4 小时，最后加入适量精盐调味，即可食用。

肥胖

　　肥胖症是一种慢性疾病，是由于人体新陈代谢失调而导致脂肪过度堆积的疾病。当机体内热量的摄入量高于消耗量，就会造成体内脂肪堆积过多，导致肥胖症。一般来说，实际测量体重超过标准体重 20% 以上，并且脂肪百分比（F%）超过 30% 者称为肥胖，临床上分为单纯性肥胖和继发性肥胖。

【取穴】

　　1. 足三里穴　2. 丰隆穴　3. 脾俞穴　4. 胃俞穴　5. 带脉穴 6. 天枢穴　7. 中脘穴　8. 关元穴　9. 巨阙穴　10. 大横穴　11. 气海穴　12. 三阴交穴

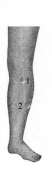
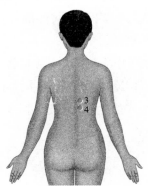

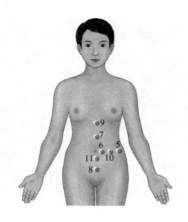

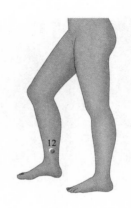

【方法】

★留罐法

将抽气罐或者火罐在脾俞穴、胃俞穴、带脉穴、天枢穴、中脘穴、足三里穴、丰隆穴进行吸拔，留罐时间为 10 ~ 15 分钟。

每日 1 次，5 次为一疗程。

★针罐法

（1）将穴位分为两组，一组为中脘穴、天枢穴、关元穴、足三里穴，另一组为巨阙穴、大横穴、气海穴、丰隆穴、三阴交穴，每一次选择一组，将穴位部位皮肤常规消毒，用毫针进行针刺，通过捻转提插得气。

（2）用闪火法将火罐以针刺处为中心吸拔于上述穴位上，扣在针上，留罐 10 ~ 15 分钟后起罐起针。

两组穴位轮流交替选用。每日 1 次，10 次为一疗程。

食 补 小 贴 士

【燕麦木瓜红枣羹】

材料：半个木瓜，燕麦片半碗，鲜红枣 8 粒，冰糖适量，清水 3 碗。

做法：

（1）将木瓜削皮去籽，切成小丁；将红枣去核洗净。

（2）将处理过的红枣放入煮开的清水中，煮 10 分钟。

（3）待红枣出味后再倒入燕麦片搅拌，煮沸后倒入木瓜丁和冰糖，直至冰糖融化即可品尝。

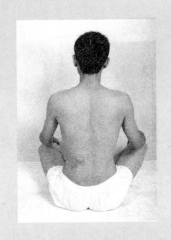

第四章 常见病拔罐，
让你告别病痛折磨

感冒

感冒较轻时有"伤风"之称，较重时则叫做"重伤风"。如果在同一个时间内，某一个地区民众普遍出现感冒的现象，就被称为"流行感冒"。

感冒在一年四季均可发生，主要症状有鼻塞、流涕、发热、头痛、周身不适等。此外，夏季感冒称为"暑湿证"，主要表现为发热、汗出热不解、头晕、头沉、头胀、胸闷泛恶、苔黄腻、脉濡数等症状。

【取穴】

1.大椎穴　2.风池穴　3.合谷穴　4.风门穴　5.肺俞穴　6.曲池穴　7.尺泽穴　8.列缺穴　9.外关穴

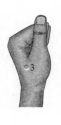
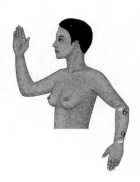

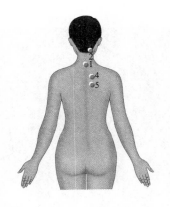
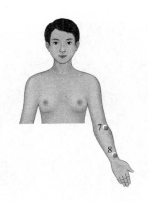

【方法】

★留罐法

将抽气罐或者火罐在大椎穴、风池穴、合谷穴、风门穴、肺俞穴、曲池穴、尺泽穴、列缺穴、外关穴进行吸拔，留罐时间为10～15分钟。

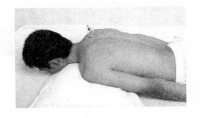

辨证分型

大椎穴、风池穴、合谷穴为主穴，风寒感冒配穴选风门穴、肺俞穴，风热感冒配穴选曲池穴、尺泽穴。

★走罐法

（1）先在皮肤上涂抹油性按摩介质，将罐吸拔于大椎穴及两侧膀胱经上部穴位，然后沿着督脉及膀胱经经络循行线路来回走罐，直至皮肤潮红。

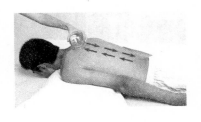

（2）将罐吸拔于大椎穴、肺俞穴，留罐10～15分钟。每日1次，3次为一疗程。

食 补 小 贴 士

【风寒感冒：萝卜姜丝汤】

材料：姜丝 25 克，萝卜片 50 克，红糖适量。

做法：

将材料放入锅中，加水 500 毫升，煮 15 分钟，调入适量红糖续煮片刻。每天 1～2 次，每次 200 毫升。

【风热感冒：绿豆茶汤】

材料：绿豆 15 克，茶叶 10 克。

做法：

将绿豆捣烂，加水一碗，煎沸后加入茶叶再煮 10 分钟。去渣后调入适量白糖，一次服完。每日 1 次。

发热

发热是指体温升高超出正常标准，或自身有身热不适的感觉。体温表现为腋温 37.2℃以上即为发热，37.4℃～38℃为低热，38.1℃～39℃为中热，超过 39℃为高热，同时伴有疲倦乏力、懒言、不欲活动、肢体酸软等表现。发热可分为感染性发热和非感染性发热两类。感染各种细菌、病毒、支原体，患有风湿热、结缔组织病、恶性肿瘤、自身免疫疾病、血液病，重度安眠药中毒，患有脑血管病等引起体温调节中枢功能失调都是导致发热的原因。无论是哪一种发热，如果温度过高或久热不退，就有可能引起惊厥、昏迷，甚至脑损伤等严重后遗症。

【取穴】

1. 太阳穴
2. 大椎穴
3. 曲泽穴
4. 委中穴

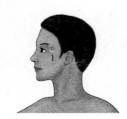

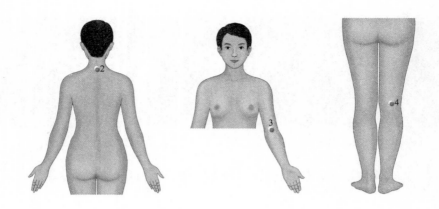

【方法】

（1）将太阳穴、大椎穴、曲泽穴、委中穴部位皮肤常规消毒，用三棱针点刺2～3下。

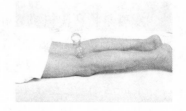

（2）将火罐吸拔于上述穴位上，留罐5分钟，起罐后将污血擦净，并在针刺处消毒。

每日1次，热退即止。

食补小贴士

【生姜红糖粥】

材料：生姜3片，红糖12克，粳米50克。

做法：

将米加水煮粥，生姜、红糖加入到滚粥中，热服。

中暑

中暑是指人体长期处于高温状态，导致体温调节功能紊乱引发的一系列中枢神经系统及循环系统障碍，症状为头晕、头痛、发热、心烦、呕吐、乏力，甚至汗闭、高烧、神昏、心慌、抽搐、昏厥等。通常情况下，中暑后经过适当的调理就能不药而愈，但如果反复发作或者中暑较严重，就会引发其他病症，甚至可能会危及生命。中医认为，中暑的病因是内犯心包、暑热之邪积于肌肤、汗出不顺、热不能泄等所致。

【取穴】

1. 太阳穴　2. 中脘穴　3. 命门穴
4. 大椎穴　5. 委中穴　6. 曲泽穴

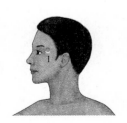

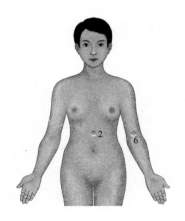

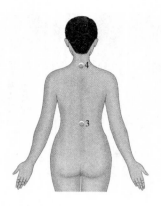

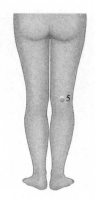

【方法】

★留罐法

将抽气罐或者火罐在太阳穴、中脘穴、命门穴、大椎穴、委中穴、曲泽穴进行吸拔，可选择其中3～4个穴位，留罐时间为10～15分钟。

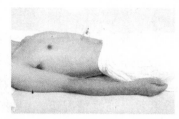

★走罐法

先在皮肤上涂抹油性按摩介质，将罐吸拔在足太阳膀胱经上部穴位，然后沿着经络循行线路来回走罐，直至皮肤潮红。

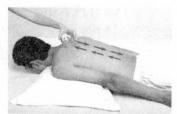

食补小贴士

【绿豆薄荷饮】

材料：绿豆 100 克，薄荷 12 克，白糖 30 克。

做法：

（1）将绿豆、薄荷用清水洗净。

（2）将绿豆放入锅内，加 1000 毫升清水，用大火煮沸，再放入薄荷煮 2 分钟。

（3）用纱布过滤取汁，在汁中加入白糖即成。

失眠

　　失眠通常是一种对睡眠时间（和）或质量不满足并影响白天社会功能的主观感受，表现为入睡困难或睡不熟，睡后易醒，醒后难以入睡甚至彻夜不眠，可伴有多梦、头晕、健忘等。轻微失眠一般对人体影响不大，但如果是重度失眠，就会严重影响生活质量，甚至引发其他如心脑血管病等的严重疾病。中医认为，失眠主要是阳气过盛、阴气亏虚、肾阴不足、心火过旺所致。

　　【取穴】

　　1.三阴交穴　2.肝俞穴　3.心俞穴
4.脾俞穴　5.太溪穴　6.安眠穴　7.大椎穴
8.肾俞穴　9.风池穴　10.膈俞穴

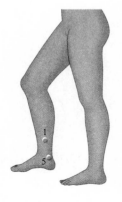

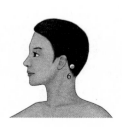

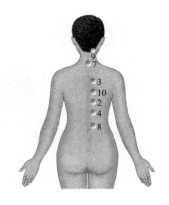

【方法】

★留罐法

将抽气罐或者火罐在肝俞穴、心俞穴、脾俞穴、安眠穴、太溪穴、三阴交穴进行吸拔，留罐时间为10～15分钟。每次选用2～3个穴位，轮流进行拔罐。

每日1次，10次为一疗程。

★走罐法，留罐法

（1）先在皮肤上涂抹油性按摩介质，然后将罐吸拔于背部，沿着足太阳膀胱经及督脉循行线路来回走罐，直至皮肤潮红。

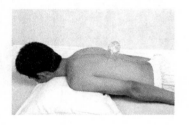

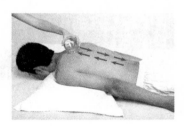

（2）将火罐在脾俞穴、心俞穴、肝俞穴、安眠穴、风池穴、大椎穴进行吸拔，留罐时间为10～15分钟。

隔日1次，10次为一疗程。

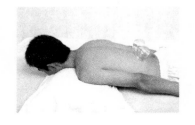

★按摩拔罐法

（1）先对心俞穴、膈俞穴、肾俞穴进行按摩。

（2）用抽气罐或者火罐在上述穴位进行吸拔，留罐时间为 10～15 分钟。每日 1 次，10 次为一疗程。

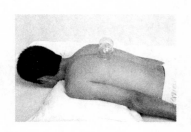

食 补 小 贴 士

【阿胶煲鸽蛋】

材料：鸽蛋 4 个，阿胶 1 克，西蓝花 100 克，生姜、葱、盐各适量。

做法：

（1）鸽蛋煮熟，去壳备用。

（2）阿胶放入 20 毫升清水中蒸至融化。

（3）锅中热少许油，爆香葱、姜，放入西蓝花煸炒，倒入 300 毫升水，放入阿胶水、鸽蛋，文火煲 25 分钟。每日 1 次，每次吃鸽蛋 2 个，喝汤吃菜。

头痛

　　头痛是最常见的一种病症，它可能是一种独立的症状，也可能是其他疾病的伴随症状。但是，无论是哪一种，都会给人们带来极大的痛苦。头痛的症状为自觉头部疼痛，疼痛呈多样化，有胀痛、隐痛、刺痛、跳痛、重痛、钝痛或窜痛。其中，外感头痛中，风寒头痛者一般有怕风怕冷、口不渴、舌苔薄白等表现；风热头痛者一般表现为头胀痛，且有发热、口渴欲饮等表现。外感风寒或风热，上呼吸道感染，患有高血压病或者颅内高压等血管疾病及神经系统疾病，偏头痛，神经功能性头痛，患有某些眼、耳、鼻等头部或五官疾病都可能会引起头痛。想要彻底根治头痛，不能只依靠药物，而是要究其根源，对症治疗，才能将引发头痛的病根连根拔除。中医认为，头痛与外部寒邪的侵扰、暑湿进入、肝阳上亢等关系密切。

　　【取穴】

　　1.印堂穴　2.太阳穴　3.曲池穴　4.列缺穴　5.合谷穴　6.外关穴　7.大椎穴　8.风池穴　9.肾俞穴　10.太冲穴　11.关元穴　12.三阴交穴　13.心俞穴　14.脾俞穴　15.丰隆穴

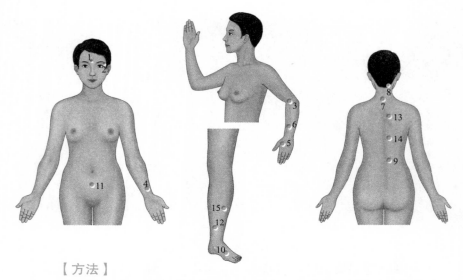

【方法】

★留罐法：适于外感头痛

（1）将抽气罐或者火罐在印堂穴、太阳穴、曲池穴、列缺穴、合谷穴、外关穴进行吸拔，留罐时间为10～15分钟。

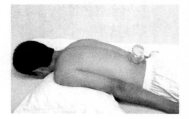

（2）将抽气罐或者火罐在大椎穴、风池穴（单侧或双侧，如选单侧可交替拔罐）进行吸拔，留罐时间为10～15分钟。

辨证分型

以印堂穴、太阳穴、风池穴、列缺穴为主穴，风寒头痛配穴选外关穴、合谷穴，风热头痛配穴选曲池穴、大椎穴。

每日1次，10次为一疗程。

★留罐法：适于内伤头痛

将抽气罐或者火罐在肾俞穴、

太冲穴、关元穴、三阴交穴、心俞穴、脾俞穴、丰隆穴进行吸拔，留罐时间为 10 ~ 15 分钟。

每日 1 次，10 次为一疗程。

★走罐法

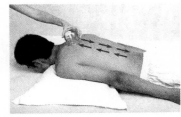

（1）先在皮肤上涂抹油性按摩介质，然后将罐吸拔于背部。

（2）沿着脊柱正中督脉及两侧膀胱经循行路线来回走罐，直至皮肤潮红。

隔日 1 次，10 次为一疗程。

食补小贴士

【天麻炖兔肉】

材料：兔肉 100 克，天麻 15 克，菊花 30 克，生姜、盐各适量。

做法：

（1）材料洗净，兔肉切块，焯烫去血水。

（2）将所有材料放入炖盅中，加入开水适量，加盖。

（3）蒸锅水煮沸，放入炖盅，文火隔水蒸 3 个小时，食用时调味。

过敏性鼻炎

过敏性鼻炎又称为变态反应性鼻炎，是身体对过敏原敏感性增高而出现的以鼻黏膜病变为主要特征的变态反应性疾病，多见于青少年。过敏性鼻炎通常表现为突然出现鼻痒、鼻塞、喷嚏、咳嗽、流清涕、嗅觉减退等表现，并反复发作。本身为过敏性体质，或者精神、内分泌失调，遭遇气温变化、化学气体、花粉、药物、烟尘等过敏原都可能导致过敏性鼻炎的发生。过敏性鼻炎虽然对生命并无威胁，但却会给患病人群带来极大的痛苦，如病情重者会对大脑神经等造成影响，并会引发鼻甲息肉病变，所以需要特别重视。

【取穴】

1.神阙穴　2.风池穴　3.肺俞穴　4.迎香穴　5.中脘穴　6.脾俞穴　7.肾俞穴

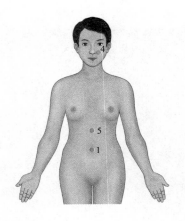
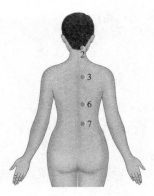

【方法】

（1）将抽气罐或者火罐在风池穴、肺俞穴、神阙穴、迎香穴，或神阙穴、中脘穴、脾俞穴、肾俞穴进行吸拔，留罐时间为 10 ~ 15 分钟。

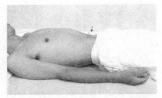

（2）起罐后可以用艾条温灸神阙穴 5 ~ 10 分钟。

每日 1 次，10 次为一疗程。

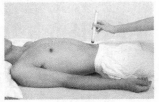

食 补 小 贴 士

【肾虚型：苁蓉金樱羊肉粥】

材料：肉苁蓉 15 克，金樱子 15 克，精羊肉 100 克，粳米 100 克，细盐少许，葱白 2 根，生姜 3 片。

做法：

（1）将肉苁蓉、金樱子水煎去渣取汁。

（2）放入羊肉、粳米同煮粥。

（3）粥熟后放入盐、生姜、葱白稍煮即可。

【风寒型：葱白红枣鸡肉粥】

材料：红枣 10 枚（去核），葱白 5 根，鸡肉连骨 100 克，芫荽 10 克，生姜 10 克，粳米 100 克。

做法：

（1）将粳米、鸡肉、生姜、红枣先煮粥。

（2）粥成再加入葱白、芫荽，调味服用，每日 1 次。

【风热型：桑叶杏仁粥】

材料：桑叶 9 克，菊花 18 克，甜杏仁 9 克，粳米 60 克。

做法：

将前二味药煎水去渣，加甜杏仁、粳米煮粥食之。每日 1 剂，连服数剂。

慢性鼻炎

　　慢性鼻炎是鼻腔内的一种炎症，通常发生在鼻腔黏膜以及黏膜下层，本病是由于急性鼻炎反复发作或治愈不彻底引起的。主要症状为：鼻塞有间歇性与交替性特点；嗅觉减退，说话鼻音，呼吸困难，黏液性鼻涕增多，并可能会流入咽喉；鼻部胀痛，并伴有失眠、注意力不集中、头痛、易疲倦等症状。中医认为，慢性鼻炎多与脏腑受损有关，并将其分为风寒化热型和肝胆火旺型。其中，前者是由于风寒侵肺导致肺气失宣，郁热酿为浊液壅于鼻窍内形成的；后者则是由于肝胆火上升于鼻窍，引发慢性鼻炎。

【取穴】

　　1.肺俞穴　2.迎香穴　3.合谷穴
4.足三里穴　5.大椎穴　6.曲池穴　7.风
池穴　8.太冲穴

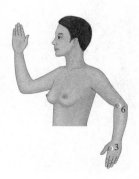

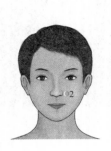
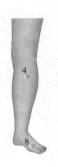
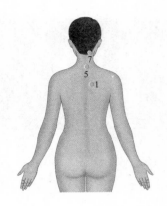

【方法】

★留罐法

取肺俞穴、迎香穴、合谷穴和足三里穴，用罐具吸拔于穴位处，留罐15～20分钟。

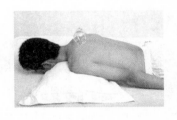

辨证分型

风寒化热型加拔大椎穴、曲池穴和风池穴，肝胆火旺型加拔太冲穴。每日1次。

食 补 小 贴 士

【丝瓜藤猪肉汤】

材料：近根部丝瓜藤1～1.5米，瘦猪肉60克，盐、葱、姜各适量。

做法：

丝瓜藤剪小段，瘦猪肉切块，将丝瓜藤与瘦猪肉一同放入锅中，加水煮熟，调入盐、葱、姜等，饮汤吃肉。每日1次，5次为一疗程。

牙痛

牙痛是常见的多发病，通常表现为牙龈红肿、疼痛，难以咀嚼，或疼痛不能碰，遇到冷热酸甜等刺激可加重。患有龋齿、牙周炎、颌窦炎等疾病，过食辛辣或过酸、过甜、过冷的食物，患有某些神经系统疾病（如三叉神经痛）等都可能会引起牙痛。在临床上将其分为三种类型：胃火牙痛、风热牙痛以及虚火牙痛。

【取穴】

1.下关穴　2.颊车穴　3.合谷穴　4.风池穴　5.大椎穴　6.胃俞穴　7.肾俞穴　8.大杼穴

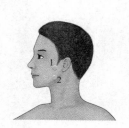 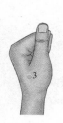 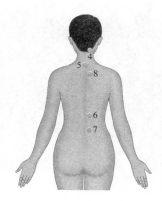

【方法】

★留罐法

将抽气罐或者火罐在下关穴、颊车穴、合谷穴、风池穴、大椎穴、胃俞穴、肾俞穴进行吸拔，留罐时间为 10 ~ 15 分钟。

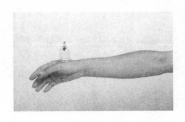

辨证分型

下关穴、颊车穴、合谷穴、风池穴为主穴，风热证配穴选大椎穴，胃火证配穴选胃俞穴，肾虚证配穴选肾俞穴。

每日 1 次，痛止即止。

★走罐法

（1）先在皮肤上涂抹油性按摩介质，然后用闪火法将罐吸拔于大杼穴。

（2）沿着足太阳膀胱经大杼穴—胃俞穴线路自上而下走罐，直至皮肤潮红。每日 1 次，痛止即止。

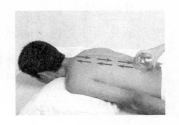

食 补 小 贴 士

【虚火上炎型：贻贝苁蓉黑豆汤】

材料：贻贝（淡菜）、肉苁蓉各 30 克，黑豆 150 克。

做法：

材料洗净，肉苁蓉切片，一同放入锅中加清水适量，煮 1 小时。

【风热侵袭型：绿豆鸡蛋糖水】

材料：绿豆100克，鸡蛋1个，冰糖适量。

做法：

材料洗净，绿豆捣碎，放入锅中加水适量，煮至绿豆烂熟。出锅前打入鸡蛋，加入冰糖适量，搅匀即成。

【胃火上蒸型：芦根竹茹粥】

材料：鲜芦根100克，竹茹20克，粳米100克，生姜10克。

做法：

鲜芦根切成小段，与竹茹同煎，滤渣取汁，在汤汁中加入粳米，同煮粥。粥将熟时加入生姜，略煮即可。

慢性咽炎

慢性咽炎是上呼吸道慢性炎症的一部分，发炎部位为咽部黏膜、黏膜下及淋巴组织，发病原因多种多样。慢性咽炎表现为咽部疼痛，咽部干燥发痒、灼热、有异物感，声音粗糙嘶哑或失音，咽部黏膜因充血而增厚。此外，咽部附着黏腻液状物，还会引起咳嗽、吐黏痰。慢性咽炎是由于急性咽炎反复发作或未治愈，或者粉尘、烟酒、有害气体刺激以及全身性疾病造成的。中医认为，慢性咽炎是由于虚火上炎，灼伤阴津，致使咽喉失濡养所致，在临床上分为外感风热、肺胃热毒、虚火上炎三种。

【取穴】

1. 廉泉穴　2. 扶突穴　3. 天突穴
4. 肺俞穴　5. 肾俞穴　6. 尺泽穴　7. 太渊穴　8. 合谷穴　9. 三阴交穴　10. 太溪穴　11. 照海穴　12. 大杼穴　13. 大椎穴

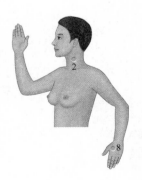

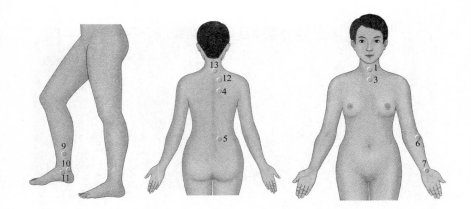

【方法】

★留罐法

将抽气罐或者火罐在廉泉穴、扶突穴、天突穴、肺俞穴、肾俞穴、尺泽穴、太渊穴、合谷穴、三阴交穴、太溪穴、照海穴进行吸拔，留罐时间为 10 ~ 15 分钟。

每日 1 次，10 次为一疗程。

★走罐法

在皮肤上涂抹油性按摩介质，将罐吸拔于大杼穴、大椎穴，然后沿着足太阳膀胱经和督脉循行线路来回走罐，直至皮肤潮红。

每周 1 ~ 2 次，5 次为一个疗程。

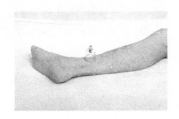

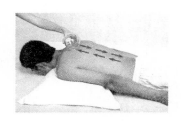

食补小贴士

【桑菊杏仁茶】

材料：桑叶、菊花、杏仁各10克，冰糖适量。

做法：

将杏仁捣碎后，与桑叶、菊花、冰糖共置保温瓶中，用沸水冲泡，加盖闷15分钟，代茶饮，每日1剂。

【双根大海茶】

材料：板蓝根15克，山豆根、甘草各10克，胖大海5克。

做法：

共置保温瓶中，用沸水冲泡，加盖闷20分钟，代茶饮，每日1剂。

耳鸣

耳鸣是听觉出现异常的一种症状，通常发作时耳鸣者会感觉到耳内有鸣响声。耳鸣的音量大小不一，有的如潮声，有的如吹笛声，但不管哪种都会影响正常听觉。中医认为，引发耳鸣的原因可根据虚实证来分，实证是指肝胆风火上逆或痰热郁结，导致经气闭阻引起的；虚证则是肾精亏虚使经气无力上行导致的。

【取穴】

1.大椎穴　2.肝俞穴　3.胆俞穴 4.身柱穴　5.中渚穴　6.侠溪穴　7.太冲穴　8.丘墟穴　9.翳风穴　10.支沟穴　11.外关穴　12.行间穴　13.听宫穴　14.听会穴　15.阳陵泉穴　16.足三里穴　17.尺泽穴　18.曲池穴　19.肾俞穴　20.命门穴　21.太溪穴

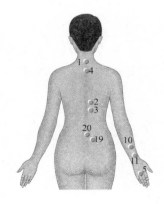

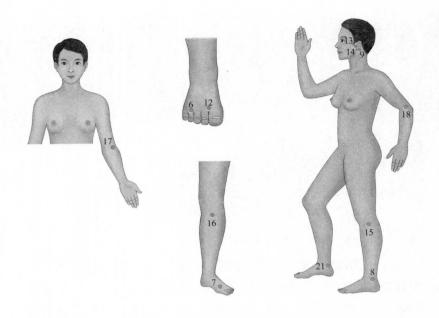

【方法】

★刺络拔罐法，火罐法

（1）取大椎穴、肝俞穴、胆俞穴、身柱穴，拔罐时间约为15分钟。

（2）起罐后，采用三棱针点刺中渚穴、侠溪穴、太冲穴、丘墟穴，至出血时为止，再用抽气管吸拔穴位。每日拔罐1次，隔日1次。

★火罐法

取听宫穴、听会穴、翳风穴，用罐具吸拔穴位，留罐15～20分钟。

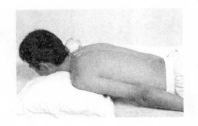

辨证分型

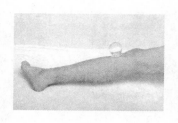

肝胆火旺型加拔太冲穴、阳陵泉穴，痰热郁结型加拔足三里穴、大椎穴、尺泽穴、曲池穴，肾精亏损型加拔肾俞穴、命门穴、太溪穴。

每日1次。

食补小贴士

【肉苁蓉炖羊肾】

材料：羊肾1对，肉苁蓉30克，胡椒粉、味精、精盐适量。

做法：

（1）先将羊肾剖开，去除其中的白色筋膜，然后用清水冲洗干净；肉苁蓉洗净，切片。

（2）将羊肾与肉苁蓉一同放在砂锅中，加入清水用武火煮沸，然后改为文火炖煮30分钟，直至羊肾熟烂。

（3）捞去肉苁蓉片，在锅中加入适量胡椒粉、味精和精盐即可。

慢性支气管炎

　　慢性支气管炎是一种气管、支气管黏膜及周围组织的慢性非特异性炎症，多发于老年人，天气变化或寒冷季节容易诱发。慢性支气管炎表现为长期反复发作咳嗽、咳痰、气喘，遇天气变化或感染后发作或加重。患有急性支气管炎、急性肺炎等疾病未及时治疗或痊愈，长期吸烟，接触对气管有毒或刺激性的气体，环境污染等都会导致该病的发生。本病如不及时控制，可能会发展成阻塞性肺气肿或肺心病等严重疾患。

　　【取穴】

　　1.天突穴　2.膻中穴　3.中府穴　4.大椎穴　5.肺俞穴　6.肾俞穴　7.至阳穴　8.定喘穴　9.肩中俞穴　10.膈俞穴

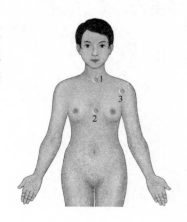

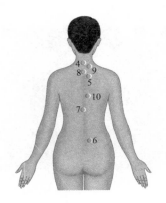

【方法】

★留罐法

（1）将抽气罐或者火罐在天突穴、膻中穴、中府穴进行吸拔，留罐时间为 10 ~ 15 分钟。

（2）将抽气罐或者火罐在大椎穴、肺俞穴、肾俞穴进行吸拔，留罐时间为 10 ~ 15 分钟。

每日 1 次，10 次为一疗程。

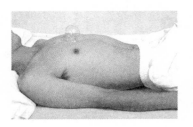

★走罐法

先在皮肤上涂抹油性按摩介质，然后将罐吸拔于大椎穴、定喘穴、肩中俞穴，然后沿着大椎穴—至阳穴、定喘穴—膈俞穴经络循行线路来回走罐，直至皮肤潮红。

隔日 1 次，3 次为一疗程。

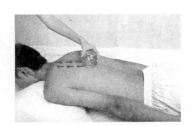

食 补 小 贴 士

【川贝甜粥】

材料：川贝母粉 6 克，粳米 50 克，白砂糖适量。

做法：

将粳米淘洗干净，与白砂糖一同放入锅中，加水适量煮粥。粥将成时，放入川贝母粉再煮二三沸即成。

慢性胃炎

　　慢性胃炎是指因不同病因引起的胃黏膜的慢性炎症或萎缩性病变，其实质是胃黏膜上皮遭受反复损害后，由于黏膜特异的再生能力，以致黏膜发生改建，且最终导致不可逆的固有胃腺体的萎缩，甚至消失。本病十分常见，约占接受胃镜检查患者的80%～90%，男性多于女性，随年龄增长发病率逐渐增高。慢性胃炎一般分为慢性浅表性胃炎、萎缩性胃炎和特殊性胃炎三种。

　　【取穴】

　　1.中脘穴　2.梁门穴　3.足三里穴　4.肝俞穴　5.脾俞穴　6.胃俞穴

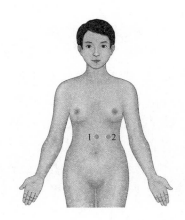

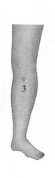

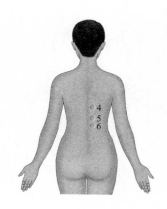

【方法】

★留罐法

（1）将抽气罐或者火罐在中脘穴、梁门穴、足三里穴进行吸拔，留罐时间为 10 ~ 15 分钟。

（2）将抽气罐或者火罐在肝俞穴、脾俞穴、胃俞穴进行吸拔，留罐时间为 10 ~ 15 分钟。

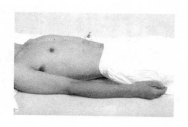

每日 1 次，10 次为一疗程。

★走罐法，留罐法

（1）先在皮肤上涂抹油性按摩介质，然后将罐吸拔于足太阳膀胱经上部穴位，然后沿着经络循行线路来回走罐，重点在肝俞穴、脾俞穴、胃俞穴，直至皮肤潮红。

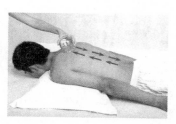

（2）最后用闪火法将罐吸拔于肝俞穴、脾俞穴、胃俞穴，留罐 10 ~ 15 分钟。

每日 1 次，10 次为一疗程。

食 补 小 贴 士

【参焖鸭】

材料：2000克重的鸭1只，玉竹、沙参各20克，精盐、料酒、白糖、葱、淀粉适量。

做法：

（1）用清水将玉竹、沙参分别洗净切片，与清水共煮15~20分钟取汁20毫升。

（2）再添水如第一次一样煮，提取汁液。

（3）将2次的玉竹、沙参浓缩汁约40毫升混在一起备用。

（4）将鸭子由背部劈开洗净，放入盆内，加入盐、料酒、葱，入笼蒸至熟烂。

（5）在锅内注入清水、鸭子、玉竹和沙参的浓缩汁、精盐、料酒、白糖、葱，用文火将鸭肉焖至熟烂。

（6）接着将鸭子切成大小适宜的块，按原体形排于盘中，同时将汤用淀粉勾成汁，浇上即成。

肠炎

肠炎是由于饮食不当引起的急慢性肠道炎症，通常是肠黏膜出现炎症引起的。肠炎不是一种独立的疾病，而是涉及肠道、胃部，因此在广义上包括胃炎、小肠炎和结肠炎。肠炎临床表现为腹部不适，大便次数增多，如水样便或完谷不化，但无脓血或黏液便，可伴有恶寒发热等。

【取穴】

1.天枢穴　2.大横穴　3.气海穴　4.关元穴　5.脾俞穴　6.肾俞穴　7.大肠俞穴　8.中髎穴　9.大椎穴　10.胃俞穴　11.身柱穴　12.三焦俞穴　13.气海俞穴　14.中脘穴　15.水道穴　16.足三里穴

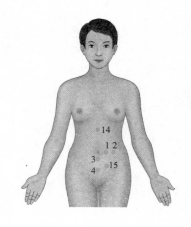

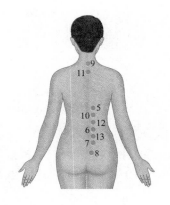
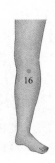

【方法】

★闪罐法，留罐法：适用于慢性肠炎

（1）用闪火法在天枢穴、大横穴、气海穴、关元穴，或脾俞穴、肾俞穴、大肠俞穴、中髎穴进行反复闪罐，直至皮肤潮红。

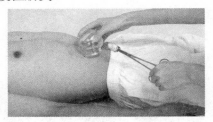

（2）将火罐在上述穴位进行吸拔，留罐时间为10～15分钟。两组穴位可交替轮流选用。

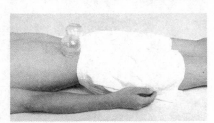

每日1次，10次为一疗程。

★温罐法：适于慢性肠炎

（1）将抽气罐或者火罐在三焦俞穴、气海俞穴、大肠俞穴、中脘穴、天枢穴、气海穴、水道穴、足三里穴进行吸拔，留罐时间为10～15分钟。

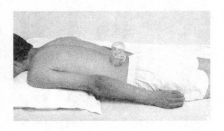

（2）起罐后，用艾条温灸上述穴位5～10分钟。

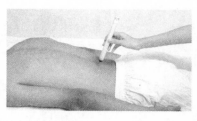

每日1次，10次为一疗程。

★刺络拔罐法：适用于急性肠炎

将大椎穴、脾俞穴、胃俞穴、大肠俞穴或身柱穴、三焦俞穴、天枢穴部位皮肤常规消毒，用三棱针进行点刺，至被刺部位皮肤微出血后，用火罐吸拔于上述穴位上，留罐10～15分钟，起罐后将污血擦净，并在针刺处消毒。两组穴位可交替轮流选用。

每日1次，病愈即止。

食 补 小 贴 士

【慢性肠炎：枣蔻煨猪肘】

材料：猪肘1000克，红枣60克，红豆蔻10克，冰糖180克。

做法：

（1）将猪蹄刮洗干净，放入沸水锅内煮去腥味，捞出。

（2）红枣洗净，红豆蔻拍破，装入干净的纱布袋内，扎紧袋口待用。

（3）将三分之一的冰糖炒成深黄色糖汁备用。

（4）在砂锅的锅底垫上几块瓷瓦片，再放猪肘、清水（适量）入锅。

（5）用武火烧沸后，撇去浮沫，加入余下的三分之二冰糖及糖汁、红枣、红豆蔻，煮1小时，转用文火煮约2小时，煮至猪肘熟烂，取红豆蔻不用，起锅即可食用。

【急性肠炎：生姜鲜藕饮】

材料：鲜藕 500 克，生姜 50 克。

做法：

去节鲜藕、生姜洗净剁碎，用消毒纱布绞取汁液，用开水冲服。

便秘

便秘是指由于大肠传导功能失常导致的以大便排出困难，排便时间或排便间隔时间延长为临床特征的一种病证。中医认为，形成便秘的原因与外感寒热之邪、内伤饮食情志有关，这两个因素会造成人体阴阳气血不足，导致脏腑功能失常，影响排便功能而发生便秘。根据形成便秘的具体条件不同，中医还将便秘分为冷热气虚，其中热秘、冷秘、气秘属于实证，虚秘属于虚证，虚秘又包括气虚、血虚、阴虚、阳虚四种。

【取穴】

1. 支沟穴
2. 足三里穴
3. 大肠俞穴
4. 天枢穴
5. 八髎穴

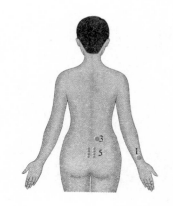

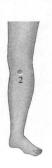

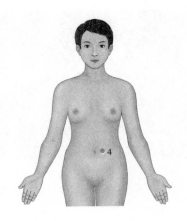

【方法】

取支沟穴、足三里穴、大肠俞穴、天枢穴、八髎穴，用火罐罐具拔支沟穴、天枢穴、足三里穴，留罐10～15分钟，然后吸拔大肠俞穴、八髎穴，留罐10～15分钟。

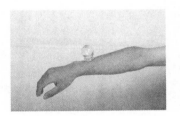

每日1次，10次为一疗程。

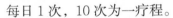

食补小贴士

【首乌红枣粥】

材料：何首乌30克，干红枣10粒，粳米60克，冰糖适量。

做法：

将何首乌放入清水中煎煮，15~20分钟后取药汁，再与干红枣、粳米一同煮粥，粥成后放入冰糖，溶化后服食。

【菜花拌海带】

材料：菜花300克，豌豆100克，海带200克，盐、香油、鸡精各适量。

做法：

（1）材料洗净，海带泡发，菜花掰小朵，将二者在水中焯熟后控干水分，晾凉后调入盐。

（2）锅中热少许油，放入豌豆、盐炒熟。

（3）将豌豆与海带、菜花装盘，调入香油、鸡精即可。

肾绞痛

肾绞痛的病发位置并非局限于肾部，还包括输尿管。当肾部和输尿管平滑肌由于某种刺激出现痉挛或管腔的急性部分梗塞时腰腹部侧面就会发生剧烈绞痛，疼痛多为间接性发作，时间为几十分钟或数日不等，而且疼痛部位还会发生转移。

【取穴】

1. 三焦俞穴　2. 肾俞穴　3. 志室穴　4. 关元俞穴　5. 三阴交穴　6. 阴陵泉穴　7. 肝俞穴　8. 脾俞穴　9. 京门穴　10. 膀胱俞穴　11. 气海穴　12. 关元穴　13. 中极穴　14. 足三里穴

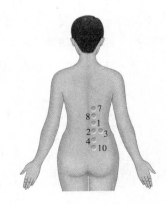

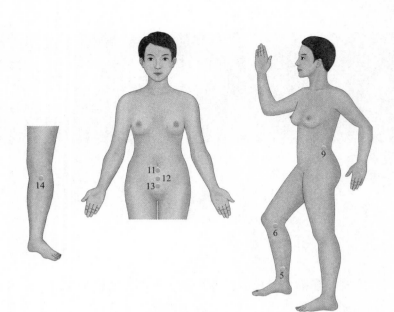

【方法】

★留罐法

将抽气罐或者火罐在患侧三焦俞、肾俞、志室穴、关元俞、三阴交穴、阴陵泉穴进行吸拔，留罐时间为10～15分钟。每次可选择2～3个穴位，所有穴位轮流选用。

每日1次，5次为一疗程。

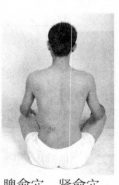

★刮痧拔罐法

（1）在患侧肝俞穴、脾俞穴、肾俞穴、京门穴、志室穴、膀胱俞穴或气海穴、关元穴、中极穴、阴陵泉穴、足三里穴、三阴交穴部位涂抹刮痧油，刮拭至皮肤潮红或出痧点。

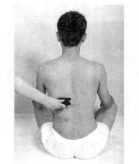

（2）用闪火法将火罐在上述穴位进行

吸拔，留罐 10 ～ 15 分钟。

　　两组穴位交替轮流选用。每日 1 次，5 次为一疗程。

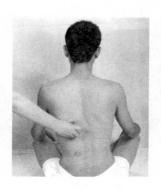

食 补 小 贴 士

　　【红枣苡仁鱼翅汤】

　　材料：干红枣 10 粒，苡仁、莲子各 30 克，鱼翅 50 克。

　　做法：

　　（1）先将鱼翅用清水发透、洗净，撕成丝状备用。

　　（2）将苡仁用清水洗净，将莲子去心洗净，红枣去核洗净备用。

　　（3）将莲子、苡仁、红枣一同放进 500 毫升水中炖约 30 分钟，再加入鱼翅丝，炖 20 分钟即成。

心绞痛

心绞痛是由于冠状动脉闭塞，血流中断，使部分心肌急剧缺血而发生局部坏死引起的疼痛，40 岁以上男性较多见。心绞痛可分为稳定型和不稳定型，稳定型心绞痛不会诱发急性心肌梗死，不稳定型心绞痛易引发急性心肌梗死，症状表现为突然胸痛，可向左肩背放射，呈压榨性、窒息性疼痛，同时伴有大汗淋漓、烦躁不安等。致病因素为患有冠心病、风心病等循环系统疾病，遇情绪突变、过度劳累等。

【取穴】

1. 至阳穴
2. 心俞穴
3. 巨阙穴
4. 膈俞穴
5. 膻中穴

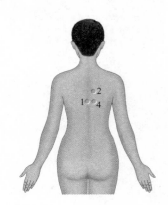

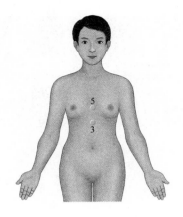

【方法】

将抽气罐或者火罐在至阳穴、心俞穴、巨阙穴、膈俞穴、膻中穴进行吸拔，留罐时间为10分钟。

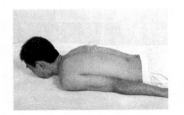

食 补 小 贴 士

【红枣洋参饮】

材料：红枣、丹参、麦冬各10克，西洋参6克，冰糖适量。

做法：

将材料洗净，放入锅中，加水适量，煎煮成汤汁，出锅前调入冰糖。

风湿性关节炎

　　风湿性关节炎是一种与链球菌感染有关的疾病，细菌侵蚀关节滑膜后会形成关节滑膜炎，并且反复发作、不易治愈，表现为关节局部红肿热痛，反复发作，尤其是膝踝肘腕关节比较多见。应当注意的是，风湿性关节炎如果长期不愈，不仅会使疼痛加剧，还会破坏关节内的软骨和骨骼，影响关节功能，甚至会累及心脏。

【取穴】

　　1.气海穴　2.血海穴　3.梁丘穴　4.足三里穴　5.手三里穴
6.合谷穴　7.大椎穴　8.至阳穴　9.膈俞穴　10.脾俞穴

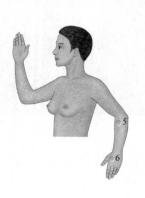 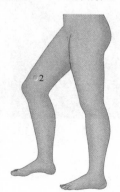

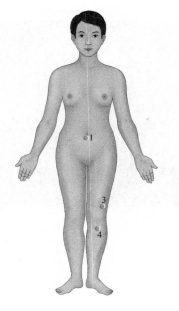

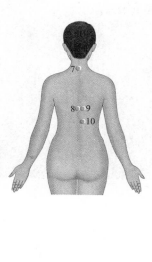

【方法】

（1）将抽气罐或者火罐在气海穴、血海穴、梁丘穴、足三里穴、手三里穴、合谷穴进行吸拔，留罐时间为 10 ~ 15 分钟。

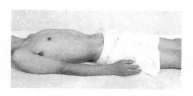

（2）将抽气罐或者火罐在大椎穴、至阳穴、膈俞穴、脾俞穴进行吸拔，留罐时间为 10 ~ 15 分钟。

每日 1 次，10 次为一疗程。

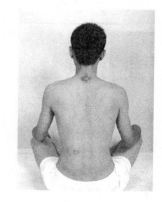

食 补 小 贴 士

【川乌粥】

材料：生川乌头 5 克，粳米 30 克，姜汁 10 滴，蜂蜜适量。

做法：

（1）将生川乌头捣碎研为极细末；粳米煮粥。

（2）粥沸后加入生川乌头末，改文火熬煮，熟后加入生姜汁及蜂蜜搅匀，稍煮一二沸即可。宜温服。患者有热性疼痛、在发热期间及孕妇忌服。

高血压

　　高血压是指以体循环动脉压（收缩压和 / 或舒张压）增高为主要特征（收缩压 ≥ 140mmHg，舒张压 ≥ 90mmHg），可伴有心、脑、肾等器官的功能或器质性损害的临床综合征，常伴有头痛、头昏、心悸、失眠、气喘、健忘等症状，严重时可导致心脏、肾脏、脑部发生病变。高血压通常与中枢神经系统障碍、内分泌功能紊乱、体液调节功能紊乱等原因有关。高血压与年龄、职业、生活环境、血脂、高钠饮食、酗酒、抽烟等也有密切的关系。中医认为，高血压属于"头疼"、"眩晕"的范围，它的病因包括情志失调、饮食过度、内伤虚损、肝阳上亢、肝风上扰等。

【取穴】

　　1. 大椎穴　2. 心俞穴　3. 肾俞穴　4. 内关穴　5. 足三里穴　6. 丰隆穴　7. 三阴交穴　8. 承山穴　9. 涌泉穴　10. 膈俞穴　11. 肝俞穴

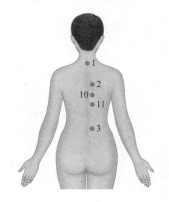

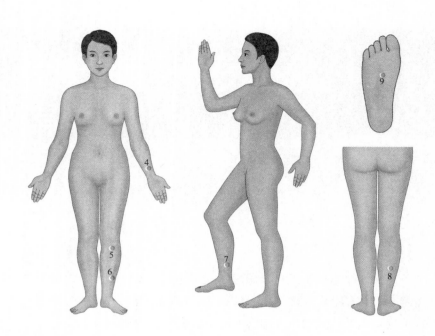

【方法】

★留罐法

将抽气罐或者火罐吸拔大椎穴、心俞穴、肾俞穴，或内关穴、足三里穴、丰隆穴、三阴交穴、承山穴、涌泉穴，留罐时间为10～15分钟。每次拔罐两组穴位交替使用，其中第一组穴位中可选取1～2个穴位，第二组穴位可选取3～4个穴位，并轮流使用。

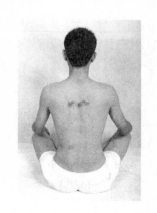

每日1次，10次为一疗程。

★走罐法

（1）先在皮肤上涂抹油性按摩介质，然后用闪火法将罐吸拔于小腿内侧足太阴脾经循行部位，然后沿着经络循行线路来回走罐，直至皮肤潮红。

（2）涂上油性介质，用闪火法将罐吸拔于背部，沿着背部督脉及两侧膀胱经内侧循行路线来回走罐，直至皮肤潮红。最后用闪火法将罐

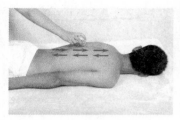

吸拔于心俞穴、膈俞穴、肝俞穴、肾俞穴，留罐 10 ~ 15 分钟。

隔日 1 次，10 次为一疗程。

食补小贴士

【决明子粥】

材料：决明子 15 克，粳米 50 克，冰糖适量。

做法：

（1）先把决明子炒至溢出香气，放凉后加水煎煮。

（2）去渣后，加入粳米煮粥，待粥将熟时调入冰糖，再煮一二沸。

糖尿病

糖尿病是以糖代谢紊乱为主的慢性内分泌病症。患病初期有可能没有症状出现，到了症状期时会表现出尿频、饥饿感、口渴、乏力、消瘦等症状。在患者空腹的情况下，体内血糖含量高于正常人，严重的患者可出现神经衰弱、急性感染、肺结核、高血压、肾脏病变、视网膜病变、微血管病变等并发症，更甚者会出现酮症酸中毒、昏迷、死亡等。中医认为，糖尿病属"消渴"范畴，病因是饮食甘肥酒辛、恣情纵欲而导致阴伤、烦躁、热感等，患者如发生病变会涉及脾、肺、肾直至遍及三焦。

【取穴】

1.肾俞穴　2.肺俞穴　3.胃俞穴　4.大肠俞穴　5.阳池穴
6.足三里穴　7.三阴交穴　8.太溪穴

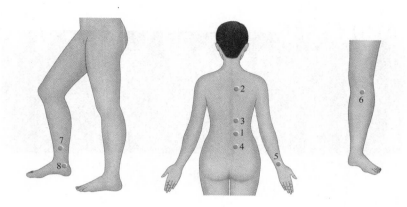

【方法】

★留罐法

抽气罐或者火罐在一侧肾俞穴、肺俞穴、胃俞穴、大肠俞穴、阳池穴进行吸拔，留罐时间为10～15分钟，两侧穴位交替使用。

每日1次，10次为一疗程。

★走罐法

（1）在背部肺俞穴—肾俞穴部位涂上油性介质，用闪火法将罐吸拔于肺俞穴，沿经脉循行路线走至肾俞穴，来回走罐，直至皮肤潮红。

（2）用闪火法将罐吸拔于足三里穴、三阴交穴、太溪穴，留罐10～15分钟。

隔日1次，10次为一疗程。

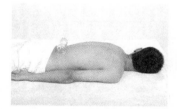

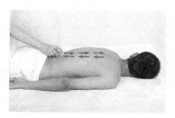

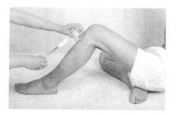

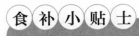

【荷叶扁豆茶】

材料：荷叶1张，白扁豆30克。

做法：

将荷叶切丝，同白扁豆一起煎汁，去渣后饮用。每日1～2剂。

甲状腺功能亢进症

甲状腺功能亢进症简称"甲亢"，是由于甲状腺激素产生过多所造成的一种内分泌疾病。本病多见于女性，多发于 20 ～ 40 岁，除了自身免疫因素以外，精神因素、遗传、交感神经刺激等也会引发本病症。主要症状为甲状腺肿大、眼球突出、心慌、心动过速、汗出、皮肤潮湿、怕热、食量增多、消瘦、体重减轻、乏力、神经过敏、急躁、精神紧张、注意力不集中等，甲亢可能并发甲状腺功能亢进性心脏病等。

【取穴】

1. 气舍穴　2. 天突穴　3. 期门穴　4. 间使穴　5. 内关穴　6. 神门穴　7. 太渊穴　8. 合谷穴　9. 夹脊穴　10. 足三里穴

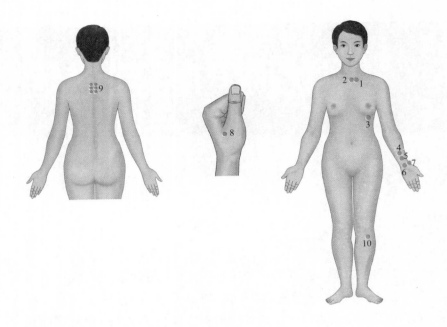

【方法】

（1）取气舍穴、天突穴、期门穴、间使穴、内关穴，也可选神门穴、太渊穴、合谷穴，用抽气罐进行吸拔，留罐时间为10～15分钟。

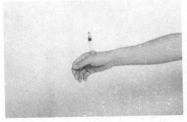

（2）再取背部胸椎3～5夹脊穴、足三里穴进行吸拔，留罐时间为10～15分钟。每次选用4～5个穴位，所有穴位轮流选用。

每日1次，10次为一疗程。

食 补 小 贴 士

【佛手粥】

材料：佛手 9 克，海藻 15 克，粳米 60 克，红糖适量。

做法：

将佛手、海藻用适量水煎汁去渣后，再加入粳米、红糖煮粥即成。每日 1 剂，连服 10 ~ 15 天可见效。

癫痫

癫痫又称"羊癫疯"，是由于大脑神经元异常放电引起的突发性脑功能失常引起的疾病，具有突然性、短暂性、反复性发作的特点。癫痫的发作原因多与先天因素有关，或有家族遗传史，也可能由外伤、铅中毒、酒精及药物中毒、脑血管病、脑肿瘤等脑部疾患引起。主要症状表现为发作时意识丧失，突然昏倒，全身强直，四肢抽搐，两眼上翻，口吐白沫，牙关紧闭，或伴有怪叫声。醒后神志如常，但伴有心烦失眠或神疲嗜睡等不适。

【取穴】

1.肝俞穴　2.肾俞穴　3.心俞穴　4.脾俞穴　5.风池穴　6.内关穴　7.百会穴　8.合谷穴　9.长强穴

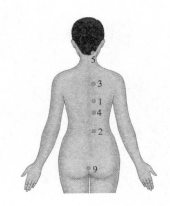

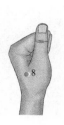
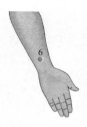
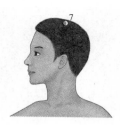

【方法】

取肝俞穴、肾俞穴、心俞穴、脾俞穴、风池穴、内关穴进行吸拔，留罐时间为 10 ～ 15 分钟。

重症者加灸百会穴，并点刺合谷穴、长强穴放血。

隔日 1 次，10 次为一疗程。

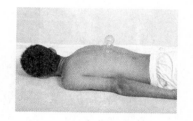

食补小贴士

【石菖蒲拌猪心】

材料：石菖蒲 30 克，猪心 1 个。

做法：

石菖蒲研细末，猪心切片，放砂锅中加水适量煮熟。每次以石菖蒲粉 3 ～ 6 克拌猪心，空腹食，每日 2 次。忌铁器。

肩周炎

　　肩周炎即肩关节周围炎，又称五十肩、冻结肩、漏肩风，是肩关节周围软组织和肩关节囊出现的慢性无菌性炎症。肩周炎的高发人群原本多集中于 50 岁左右的人群，而且多发于体力劳动者，但是由于近年来电脑的普及以及坐姿不正确，肩周炎的患者群体年龄逐渐成下降趋势，而且多以办公室白领或学生居多，由此可以看出肩周炎是一个不折不扣的"现代文明病"。中医认为，这种"文明病"属于痹证的一种，主要是由于血虚血瘀，导致经脉凝滞，致使筋失濡养，血不濡筋，从而引发局部疼痛。

　　【取穴】

　　1. 肩髎穴

　　2. 肩髃穴

　　3. 天宗穴

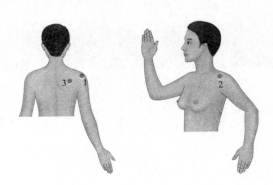

【方法】

★留罐法

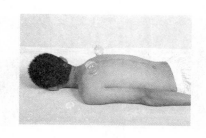

将抽气罐或者火罐在肩髎穴、肩髃穴、天宗穴进行吸拔，留罐时间为 10～15 分钟。

每日 1 次，10 次为一疗程。

食补小贴士

【五子羊肉壮骨汤】

材料：羊肉 250 克，枸杞子、桑葚子、金樱子、菟丝子、莲子、干红枣各 10 克，当归、砂仁、米酒、花生油、白糖、盐、味精适量。

做法：

（1）用纱布将菟丝子包好，将羊肉洗净切片与当归、砂仁、米酒、白糖等一同放入烧热的花生油中炒炙。

（2）待羊肉炒至变色后，在锅内加适量清水，同枸杞子、桑葚子、金樱子、菟丝子、莲子、干红枣同煎，再用武火煮沸，转为文火煮 30~40 分钟。

（3）将菟丝子纱布包取出，加盐、味精等配料即可食用。

颈椎病

颈椎病又被称为"颈椎综合征"，是由颈部劳损导致颈椎骨质增生、颈椎韧带钙化、颈椎间盘萎缩等退行性改变，这些改变通常会影响到颈部神经根、颈部脊髓或颈部重要血管，从而引起相关部位的病变。颈椎病原发人群为老年人，但由于电脑等的普及以及坐姿不正确，颈椎病逐渐趋向年轻化，并且越来越严重。

【取穴】

1. 大椎穴 2. 肩井穴 3. 天宗穴 4. 曲池穴 5. 手三里穴
6. 外关穴

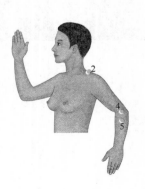 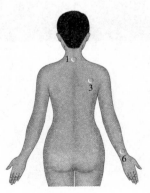

【方法】

★留罐法

将抽气罐或者火罐在大椎穴、肩井穴、天宗穴、曲池穴、手三里穴、外关穴进行吸拔，留罐时间为10～15分钟。

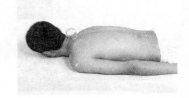

辨证分型

若是颈部疼痛选择疼痛点、大椎穴、颈部夹脊穴，若肩痛选择肩井穴、天宗穴，若上肢麻痛选择曲池穴、手三里穴、外关穴。

每日1次，10次为一疗程。

★走罐法

先在皮肤上涂抹油性按摩介质，接着用闪火法将罐吸拔于脊柱两侧上部穴位，然后沿着经络循行线路来回走罐，直至皮肤潮红。

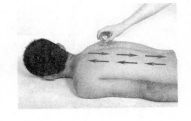

每日1次，10次为一疗程。

食补小贴士

【壮骨汤】

材料：猪尾骨300克，杜仲、枸杞子各12克，桂圆肉15克，牛膝10克，淮山药30克，花生油、盐、葱、姜适量。

做法：

（1）将猪尾骨、杜仲、枸杞子、桂圆肉、牛膝、淮山药分别用清水冲洗干净。

（2）将猪尾骨斩碎，与其他食材一同放入锅内，加入适量清水，用武火煮沸，然后转至文火熬60分钟，再加入适量花生油、盐、葱、姜等配料，取汤服用。

背肌筋膜炎

背肌筋膜炎是指背部筋膜、肌肉、肌腱等软组织的无菌性炎症。主要症状为患处隐痛或酸痛不舒，腰背沉重、乏力、强直，患处皮肤麻木、粗糙或僵硬，压痛点范围较大，有时疼痛还会发射到前胸、臀、腿，肌肉呈颗粒、条索或块状。通常发病较急，凌晨或晨起、阴雨天时疼痛加重，翻身困难，但白天以及遇暖时得缓。临床认为，此病是由于背部软组织发生急慢性损伤、慢性劳损，日久不能完全恢复造成的。此外，长期居住于潮湿的地方或劳累后受风寒侵袭也会引起本病。

【取穴】

无须取穴

【方法】

用闪火法将罐吸拔于督脉及足太阳膀胱经上部穴位，然后沿着经络循行线路来回走罐，直至皮肤潮红。

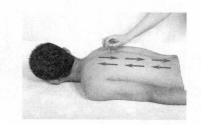

隔日 1 次，10 次为一疗程。

食 补 小 贴 士

【化瘀逐痹酒】

材料：威灵仙40克，制川乌、虎杖各30克，乳香、没药、地鳖虫、片姜黄、青木香、骨碎补各20克，川蜈蚣3条，1750～2000毫升粮食白酒。

做法：

威灵仙、制川乌、虎杖、乳香、没药、地鳖虫、片姜黄、青木香、骨碎补、川蜈蚣等中药全部打碎成块，一同装入瓶中，向瓶中倒入粮食白酒，密封，每日摇荡一次，十日后服用。每次服20毫升，每日3次，饭后服。

慢性腰肌劳损

　　慢性腰肌劳损又称功能性腰痛或腰部劳损，通常是指无明显外伤史的腰部慢性软组织损伤，多与腰部软组织劳损、慢性炎症、肿瘤、腰椎与关节的退行性病变等有关。而中医却认为，慢性腰肌劳损则是由于内、外因素造成的，其中内因为肾脏亏虚，外因是风寒湿邪侵袭，二者均会导致气血运行障碍，经络阻痹，从而引起筋脉拘挛，诱发本病。

【取穴】

1. 肾俞穴
2. 腰阳关穴
3. 次髎穴

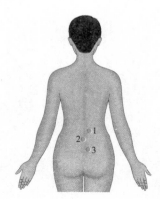

【方法】

取肾俞穴、腰阳关穴、次髎穴，拔罐后留罐 5 ~ 15 分钟，或以闪罐反复吸拔于上述诸穴位，直到皮肤出现潮红时为止。

每日 1 次。

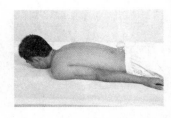

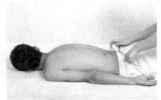

食 补 小 贴 士

【当归牛尾汤】

材料：当归 30 克，杜仲 12 克，首乌 15 克，牛尾 1 条，盐、味精适量。

做法：

将牛尾去毛，用清水冲洗干净，切成小段，然后与当归、杜仲、首乌等药物加水一起放入锅中煲成透熟，然后加适量盐、味精调味，饮汤吃牛尾。

腰椎间盘突出症

腰椎间盘突出症是腰椎间盘发生退行性变化，由急性或慢性腰部损伤引起的椎间盘纤维环破裂，髓核突出压迫神经根、血管或脊髓等组织产生的一系列症状，虽然是一种慢性病，但其发作起来却十分突然，如弯腰搬物品或做操等就有可能引发腰椎间盘突出。症状表现为腰痛，并渐向腿部扩散，也有的人腰腿痛同时出现；腿痛多发生于一侧，有时发生在两侧，腿痛由臀部开始，沿下肢后外侧一直扩散到脚部；打喷嚏、咳嗽、用力排便时，疼痛感加剧，卧床或向患侧弯腰时疼痛缓解；有扭伤史，突发腰腿痛且固定不移，轻者不利仰卧、行走，重者辗转、行走不能，夜间加剧；有受寒史，腰腿冷痛，经筋拘急或麻木，遇冷加剧；有陈伤，疼痛反复，卧床减轻，劳累加重，并伴有内热盛的相关症状。一般情况下，蜗居在办公室的白领以及司机等"久坐"职业者是本病的高发人群。

【取穴】

1. 肾俞穴　2. 大肠俞穴　3. 阳陵泉穴　4. 昆仑穴　5. 秩边穴
6. 承扶穴　7. 殷门穴　8. 委中穴　9. 承山穴　10. 环跳穴　11. 风市

穴　12.腰阳关穴　13.膈俞穴　14.三阴交穴　15.风府穴　16.肝
俞穴　17.命门穴　18.太溪穴

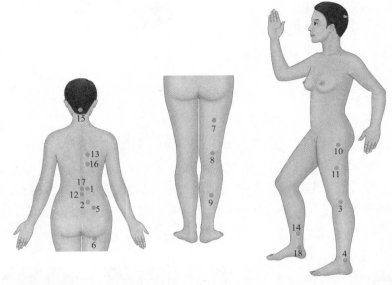

【方法】

★火罐法

先吸拔肾俞穴、大肠俞穴和疼
痛点10～15分钟，再以同法吸拔
患侧的阳陵泉穴和昆仑穴10～15
分钟。

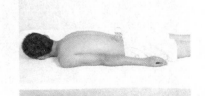

辨证分型

疼痛沿下肢后侧放射者加拔秩边穴、承扶穴、殷门穴、委中穴、
承山穴，疼痛沿下肢外侧放射者加拔环跳穴、风市穴、阳陵泉穴、
悬钟穴，疼痛沿下肢前放射者加拔髀关穴、伏兔穴、梁丘穴、足
三里穴。

每日1次。

★真空抽气罐法

取肾俞穴、志室穴、腰眼穴、关元俞穴、承扶穴、殷门穴、委中穴、承山穴、昆仑穴，吸拔上述诸穴 10～15 分钟，拔罐后留罐 5 分钟。

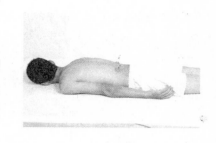

每日 1 次。

★火罐法

取肾俞穴、腰阳关穴，吸拔后留罐 15 分钟。

辨证分型

筋骨劳伤型加拔膈俞穴、三阴交穴，风寒侵袭型加拔风府穴，肝肾不足加拔肝俞穴、命门穴和太溪穴。

每日 1 次。

食补小贴士

【腰花粥】

材料：猪腰 1 副，粳米 65 克，葱白、姜片、料酒、精盐、鸡精各适量。

做法：

（1）将猪腰洗净，去筋膜，切成小块，放入沸水中烫一下。

（2）将粳米洗净，放入锅中，加入适量的清水，用小火熬成粥，调入猪腰、精盐、料酒、葱白、姜片、鸡精，煮沸后即可食用。

【羊肉当归汤】

材料：羊肉 500 克，当归 50 克，生姜 50 克，精盐适量。

做法：

将羊肉洗净，同当归、生姜一起放入锅中，煲汤食用。

腰骶神经根炎

腰骶神经根炎与坐骨神经痛一样，都是由腰骶部沿臀部向下肢后侧放射，但不同之处在于其受损或疼痛范围要远远超过坐骨神经痛，范围甚至可达跟腱处。表现为左侧腰腿疼痛，腰部活动有障碍且疼痛感可放射至左腿，左腿麻木，左小腿肌肉萎缩，行走困难；椎旁骶棘肌病侧有紧张和压痛，且疼痛四处放散；坐下后将两腿伸直，腰部疼痛感加剧，并引起患侧腿痛。一般认为，腰骶神经炎与感染、代谢障碍、中毒等因素有关，此外腰骶部活动及负荷过大、受潮湿风寒等也是本病发作的原因。

【取穴】

1.命门穴　2.秩边穴　3.腰阳关穴　4.环跳穴　5.八髎穴
6.殷门穴

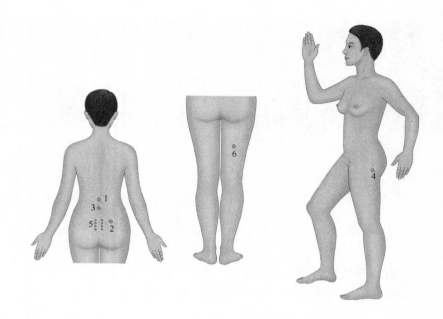

【方法】

★刺络拔罐法

取命门穴、秩边穴，或腰阳关穴、环跳穴，或八髎穴、殷门穴，拔罐时每次选取一组穴位，先在穴位上点刺，以见血为度，然后进行拔罐。

每日或每隔1天，治疗1次。

★火罐法

取命门穴、腰阳关穴，然后再在秩边穴、殷门穴、环跳穴、八髎穴上进行拔罐。

每日治疗1次。

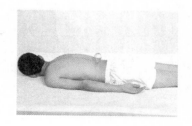

食补小贴士

【蜜汁木瓜】

材料：木瓜 1 个，蜂蜜适量，生姜 2 克。

做法：

（1）将木瓜洗净，去皮切片，放入锅中。

（2）加水调适量蜂蜜至 300 毫升，放生姜煮开，微火煮约 10 分钟即可。

（3）喝汤食木瓜，量自酌。功能为祛风利湿，舒筋止痛，适宜湿痹筋挛、手足关节疼痛者常服。

急性腰扭伤

急性腰扭伤，俗称为"闪腰岔气"，是腰痛疾病中最常见的一种，是指腰部的肌肉、筋膜、韧带或小关节因过度扭曲或牵拉所致的损伤，多发于青壮年体力劳动者。表现为突然扭伤后腰痛，但也有极少人伤后不痛或疼痛不重，待数小时或数天后腰痛加剧。扭伤后咳嗽、喷嚏、深呼吸、大小便均会造成疼痛加剧。腰直不能，俯卧转侧困难，起床、站立、行走也非常困难。现代医学认为，急性腰扭伤是因为用力不当而引起的。中医学在此基础上又增加了"暴力损伤"，认为这两种因素均会导致腰部气血阻滞，经络不通，致使肌肉拘急疼痛。

【取穴】

1. 委中穴

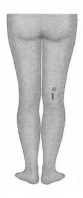

【方法】

★火罐法

取腰骶关节部、双侧髂后上棘处各拔罐1个，腰椎处各拔1个，胸椎处各拔1个，拔罐后留罐15～20分钟。

每日或隔日治疗1次。

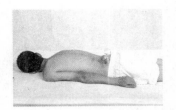

★按摩拔罐法

先站立，用力按压腰脊正中痛点和腰痛处，再取疼痛点、委中穴，用抽气罐或火罐吸拔穴位10～15分钟。也可采用针罐法，针刺疼痛点和委中穴，再吸拔10～15分钟。

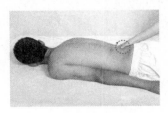

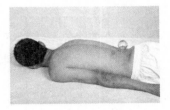

食补小贴士

【陈皮猪腰】

材料：猪肾1副，陈皮12克。

做法：

猪肾洗净切片，同陈皮放入砂锅加水煮熟，加调料即成。

【丹参瘦肉】

材料：丹参20克，猪瘦肉100克，纱布袋1个。

做法：

（1）将丹参装入纱布袋内，猪瘦肉清洗切块。

（2）将材料一同放入砂锅内，加水文火煨熟，取出药袋，加调料食之。

坐骨神经痛

坐骨神经痛是指沿着坐骨神经及其分布区内出现的一种疼痛，分为原发性和继发性两种，其中原发性是由于体内炎症对神经造成感染引起的，继发性则是由于临近结构的疾病引起的。临床症状为持续性钝痛，而且常在一侧先发作，疼痛由臀部或髋部向下沿大腿后侧、腘窝、小腿外侧和足背部外侧扩散，有时大腿后侧、小腿后侧或外侧还会出现放射性疼痛；寒湿留滞型坐骨神经痛表现为身体沉重，喜暖畏寒，腰腿剧痛，腰腿部沉重强硬且屈伸不灵，遇阴雨寒冷疼痛加剧，小腿外侧及足背皮肤触感减退；瘀血阻滞型坐骨神经痛表现为腰腿疼痛病程较长，腰部有外伤史，且经久不愈，疼痛如针刺刀割，转侧不利，入夜疼痛感加重，舌质紫暗或有瘀斑。中医认为，无论是原发性还是继发性，均是由于禀赋不足或正气虚弱，加之外感寒湿、闪挫劳损而致气血不畅，以致经络阻滞而发。

【取穴】

1.命门穴　2.腰阳关穴　3.环跳穴（患侧）　4.肾俞穴　5.关元穴　6.承山穴　7.膈俞穴　8.委中穴（患侧）

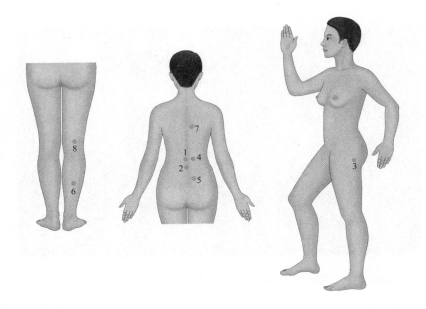

【方法】

★寒湿留滞型：火罐法

取命门穴、腰阳关穴、环跳穴（患侧）、肾俞穴、关元俞穴、承山穴，以闪火法吸拔穴位，留罐5～10分钟。

每日1次，15日为一疗程。

★瘀血阻滞型：火罐法

取肾俞穴、膈俞穴、关元穴、委中穴（患侧），以闪火法吸拔肾俞穴、膈俞穴、关元俞穴，以及患侧委中穴，拔罐时间为10～15分钟。

每日治疗1次。

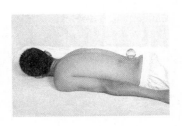

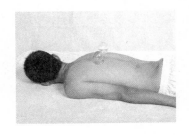

食 补 小 贴 士

【乌头汤】

材料：香米 50 克，生川乌 10 克，薏米 6 克，姜汁、蜂蜜各少许。

做法：

（1）将香米、生川乌、薏米共放入锅中，加水 500 毫升，开火。

（2）水沸后取微火煮，并下姜汁、蜂蜜 3 勺，煮至米烂为度。此方具有温经散寒、除痹止痛之功，可用于寒痹邪实之筋骨剧痛、不得屈者。此方疗效较好，但乌头有毒，故不宜长期食用。

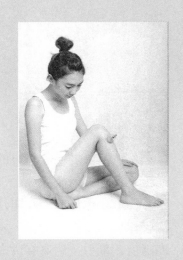

第五章　男女常见病

拔罐，让你更健康

月经不调

月经不调是一种妇科的常见疾病，主要有月经周期、经量、经色以及经质的改变等。气血两虚型月经不调表现为经期提前或错后，量多或量少，经期延长，色淡质稀，面色苍白或萎黄，或少腹疼痛，或头晕眼花，或神疲肢乏。血寒型月经不调表现为经期延后，量少，色黯有块，畏寒，得热缓解。血热型月经不调表现为两种情况：实热型经期提前，量多，色深红或紫，质稠有块；虚热型经期提前、延长，量多，色红质稠。气滞血瘀型月经不调表现为经期不定，量多或量少，色紫红有块，小腹疼痛拒按，胸部、少腹胀痛。引起月经不调的原因很多，如精神刺激、生活不规律、滥用药物、脏腑亏虚等。月经不调给女性健康带来了极大的危害，倘若置之不理，极有可能诱发月经性关节炎、皮疹、牙痛、哮喘、子宫内膜移位症、宫颈炎等疾病。

【取穴】

1.气海穴　2.三阴交穴　3.关元穴　4.脾俞穴　5.足三里穴　6.肝俞穴　7.肾俞穴　8.血海穴　9.太冲穴　10.命门穴　11.膈俞穴　12.中极穴　13.腰俞穴　14.次髎穴

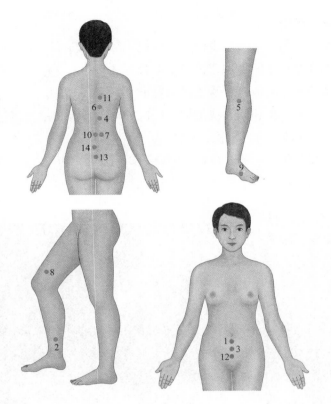

【方法】

★真空抽气罐法

取气海穴、三阴交穴、关元穴，先吸拔气海穴、三阴交穴，后吸拔关元穴，留罐 10 ~ 15 分钟。

辨证分型

气虚型加拔脾俞穴、足三里穴；血虚型加拔肝俞穴、足三里穴；肾虚型加拔肾俞穴；血热型加拔血海穴、太冲穴；血寒型加拔命门穴、膈俞穴；气滞血瘀型加拔太冲穴、子宫穴和血海穴。

★火罐法

取任脉的气海穴至中极穴，吸拔后用火罐循经来回推罐，再依次取督脉的命门穴至腰俞穴、膀胱经的肾俞穴至次髎穴，用相同方法推罐。每次10～20分钟，每日1次，10次为一疗程，在经前2～3天开始，至经后2～3天结束。

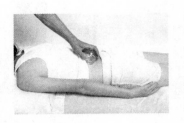

食补小贴士

【寒凝型：生姜红糖水】

材料：生姜10克，山楂12克，红糖10克。

做法：

将三者放入锅中，加水适量，大火煮沸后转小火煎煮15分钟左右。每日1次，每次200~250毫升。

【血热型：芹菜牛肉粥】

材料：芹菜120克，粳米100克，牛肉（肥瘦相间）25克。

做法：

芹菜洗净切末，牛肉蒸熟切末。将芹菜与粳米一同放入锅中煮粥，粥将熟时放入牛肉末，烧煮片刻即可。

【气滞型：川芎白芷炖鱼头】

材料：鲢鱼头250克，红枣80克，川芎12克，白芷12克，生姜片、盐各适量。

做法：

材料洗净，红枣去核，鱼头斩件。将川芎、白芷、红枣、姜、鲢鱼头放入炖盅，加适量水，盖上盖隔水炖 2~4 个小时，出锅前调入盐。

【气虚型：黑木耳红枣茶】

材料：黑木耳 30 克，红枣 20 枚。

做法：

将黑木耳泡发后，与红枣一同煎煮汤汁服之。每日 1 次，连服。

痛经

痛经是指女性在经期及其前后，出现小腹或腰部疼痛、坠痛，随月经周期而发，严重者还会出现恶心呕吐、冷汗淋漓、手足厥冷，甚至昏厥等现象，给工作及生活带来很大的影响。通常气血瘀滞型痛经表现为经前或经期小腹、乳房胀痛，拒按，量少，色黑有块，块下疼痛减；寒湿凝结型痛经表现为经期小腹冷痛，量少，色紫黯有块，得热痛减；气血亏虚型痛经表现为经期或经后小腹隐痛喜按，量少质稀，心悸气短；肝肾亏虚型痛经表现为经后小腹隐痛，颜色暗淡，量少质稀，头晕，耳鸣，腰骶酸痛，潮热。痛经多见于青春期少女、未婚及已婚未育者。中医认为，寒凝血瘀、气机不顺、包络阻滞、气血亏虚、经脉失养都会造成月经疼痛。

【取穴】

1.气海穴　2.中极穴　3.三阴交穴　4.关元穴　5.地机穴　6.足三里穴　7.脾俞穴　8.肝俞穴　9.肾俞穴　10.血海穴　11.归来穴　12.天枢穴　13.大椎穴　14.大肠俞穴　15.膈俞穴　16.命门穴　17.腰阳关穴　18.阴陵泉穴　19.丰隆穴　20.中脘穴　21.合谷穴

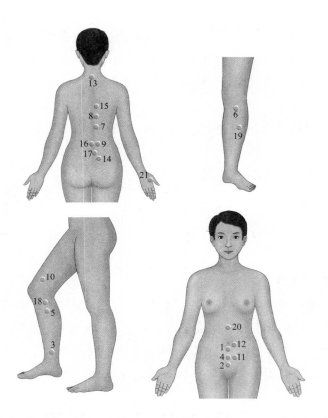

【方法】

★火罐法

气滞血瘀型取气海穴、中极穴、三阴交穴，寒湿凝滞型取关元穴、中极穴、地机穴、三阴交穴，气血亏虚型取气海穴、足三里穴、

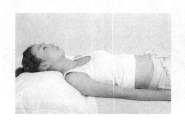
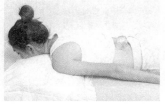

三阴交穴、脾俞穴，肝肾亏损型取肝俞穴、肾俞穴、三阴交穴，按照先仰卧后俯卧的顺序吸拔穴位，留罐 10 ～ 15 分钟。经前 1 周开始，经净为一疗程，连续拔罐 3 ～ 6 个疗程。

★温罐法

取中极穴、归来穴、天枢穴、大椎穴、肝俞穴、肾俞穴、大肠俞穴，吸拔穴位 15 分钟。

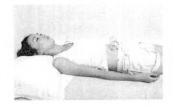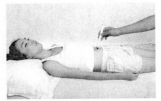

辨证分型

气滞血瘀型加拔膈俞穴、血海穴、三阴交穴；寒湿凝滞型加拔命门穴、腰阳关穴、阴陵泉穴、丰隆穴；气血亏虚加拔中脘穴、足三里穴、阴陵泉穴、合谷穴；肝肾亏损型加拔命门穴、腰阳关穴。拔罐后用艾条温灸穴位 5 ～ 10 分钟。

食补小贴士

【养血止痛粥】

材料：黄芪、当归、白芍各 15 克，泽兰 10 克，糯米 100 克，红糖 5 克。

做法：

（1）黄芪、当归、白芍、泽兰四味放进砂锅，加足量的水煎 15 分钟。

（2）取煎好的汤汁，与糯米一同放入锅中煮粥，出锅前调入红糖。

闭经

此处所说的闭经是指除了妊娠期、哺乳期、绝经期女性外，因生理性原因超过正常月经期但仍未见来潮，或已经正常行经但又连续中断3个月以上者都属于闭经。造成闭经的生理性原因有脏腑亏损、情志有异、饮食受寒等，致使气滞、瘀血、痰湿凝集于体内，冲任阻滞不痛而致闭经。

【取穴】

1. 气海穴　2. 关元穴　3. 归来穴　4. 血海穴　5. 足三里穴　6. 三阴交穴　7. 肝俞穴　8. 肾俞穴　9. 脾俞穴　10. 中极穴　11. 太冲穴　12. 中脘穴　13. 丰隆穴　14. 阴陵泉穴　15. 大椎穴

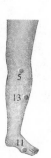

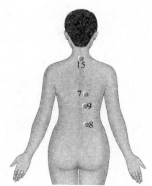

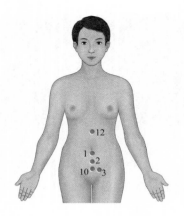
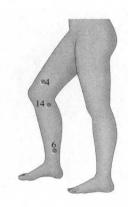

【方法】

★真空抽气罐法

取气海穴、关元穴、归来穴、血海穴、足三里穴、三阴交穴，再取肝俞穴、脾俞穴和肾俞穴进行吸拔。留罐 10 ～ 15 分钟。

每周 2 ～ 3 次，10 次为一疗程，疗程间隔 1 周。

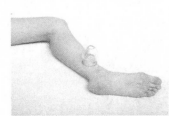

★火罐法

肝肾不足型取关元穴、归来穴、三阴交穴、肝俞穴、肾俞穴；气血虚弱型取气海穴、足三里穴、三阴交穴、脾俞穴；气滞血瘀型取中极穴、血海穴、三阴交穴、太冲穴；痰湿湿阻型取中脘穴、气海穴、丰隆穴、阴陵泉穴、三阴交穴，按照先仰卧后俯卧的顺序吸拔穴位，留罐 10 ～ 15 分钟。

每周 2 ～ 3 次，10 次为 1 疗程。

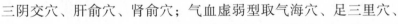

食 补 小 贴 士

【鸽肉葱姜粥】

材料：鸽肉 150 克，粳米 100 克，猪肉馅 50 克，清水 1000 毫升，葱末、姜末、胡椒粉、料酒、麻油、食盐、味精各适量。

做法：

（1）将鸽肉去骨切块，放入碗内，加猪肉、葱姜末、料酒及盐，拌匀备用。

（2）粳米加水烧开后放鸽肉等共煮成粥，调入麻油、味精、胡椒粉即可。

带下

　　带下是指在经期、排卵期、妊娠期以外，阴道内分泌物过多，且连续不断，颜色浅黄并伴有血丝，黏稠如脓或者清稀如水，腥臭难闻。带下病还伴有头昏、四肢乏力、心情烦燥、口干舌燥、腰部酸痛、小腹胀痛等症状。通常脾虚型带下表现为白带色白或淡黄，质黏且不断，无异味；肾虚型带下表现为白带冷清，量多质稀，淋漓不断，无异味；湿毒型带下表现为量多，色黄甚至如脓，或呈赤带，异味重，阴部瘙痒。中医认为，带下病与带脉有着非常密切的联系，多是由于脾气亏虚，运化失衡，肾气不胜，白带失固、湿毒下注所致。

　　【取穴】

　　1. 八髎穴　2. 大椎穴　3. 腰阳关穴　4. 肝俞穴　5. 小肠俞穴
6. 阴陵泉穴　7. 足三里穴　8. 丰隆穴　9. 阳陵泉穴　10. 蠡沟穴
11. 阴谷穴

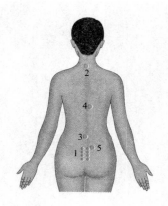 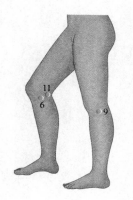 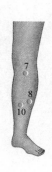

【方法】

★火罐或真空抽气罐法

取八髎穴、督脉的大椎穴至腰阳关穴、膀胱经的肝俞穴至小肠俞穴，循经穴推罐 5 ~ 7 次。

隔日 1 次。

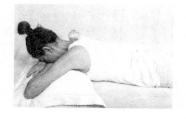

辨证分型

脾虚加拔阴陵泉穴、足三里穴、丰隆穴；肾虚型用艾条温灸穴位；湿毒型加拔阴陵泉穴、足三里穴、丰隆穴、阳陵泉穴、蠡沟穴、阴谷穴，并加大走罐力度和次数。

食 补 小 贴 士

【温热型：三仁汤】

材料：白果仁 10 个，薏米、冬瓜仁各 50 克。

做法：

将白果仁、薏米、冬瓜仁一起水煎，取汤半碗，每日 1 次。

【脾虚型：鸡肉白果煎】

材料：鸡肉块 200 克，白果、白术各 10 克，党参、淮山、黄芪各 30 克，茯苓 15 克。

做法：

将食材放在一起煮汤，去药渣，饮汤食肉。每日 1 次。

【肾虚型：莲子芡实粥】

材料：莲子（去心）、芡实各 100 克，鲜荷叶、糯米各 50 克。

做法：

将食材混合煮粥，熟后加砂糖适量调食，每日 1 次。

慢性盆腔炎

　　慢性盆腔炎常为急性盆腔炎延误诊治，或治疗不彻底，或患者体质差，病程迁延所致，或无明显急性发作史，如沙眼衣原体感染所致输卵管炎。炎症反复发作，严重影响女性身心健康。本病炎症多发于中青年女性，是一种较常见的妇科疾病，倘若忽视极有可能诱发更严重的妇科疾病，并影响正常生育。通常情况下，湿热型表现为少腹疼痛（经期加剧），带下量多、色黄、气味腥臭，腰骶酸胀、头晕、目眩、口苦、舌红苔腻；寒湿型表现为小腹冷痛或胀痛，腰骶酸痛，带下量多、色白清稀，四肢寒冷，便溏尿频，舌淡苔白。中医认为，慢性盆腔炎应当归属到"月经不调"、"带下病"的范畴之内，其病因是由于情志忧郁、疲劳、内伤、外感邪毒使得气血瘀结、湿热积滞所致。

　　【取穴】
　　1.肾俞穴　2.腰眼穴　3.腰阳关穴　4.八髎穴　5.血海穴　6.地机穴　7.阴陵泉穴　8.大椎穴　9.曲池穴　10.关元穴　11.曲骨穴　12.气海穴　13.归来穴　14.三阴交穴

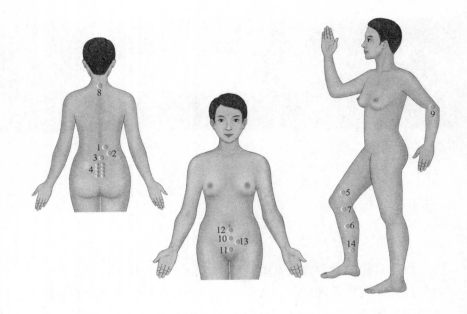

【方法】

★水罐法

取肾俞穴、腰眼穴、腰阳关穴、八髎穴，留罐 10 ~ 20 分钟。经多者加拔血海穴；痛经者加拔地机穴；带多者加拔阴陵泉穴；发热者刺络吸拔大椎穴或曲池穴，再取关元穴、曲骨穴、气海穴、归来穴、三阴交穴吸拔。

每日或隔日 1 次，10 次为一疗程。

★火罐法

（1）取气海穴、关元穴、中极穴、子宫穴、归来穴、血海穴、阴陵泉穴、三阴交穴，吸拔 10 ~ 15 分钟。

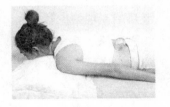

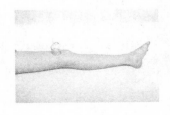

（2）取肝俞穴、脾俞穴、肾俞穴、次髎穴，用相同方法吸拔。

也可以两组穴位交替使用。每周2～3次，10次为一疗程，疗程间隔1周。

食补小贴士

【桃仁鸡冠茶】

材料：桃仁9克，鸡冠花30克，红糖适量。

做法：

将桃仁、鸡冠花用清水洗净，放入锅内，加水3碗，煎至1碗时去渣，放入红糖溶化温服。

子宫脱垂

子宫脱垂实际上就是子宫的一种移位，通常是指从正常位置下降到宫颈外口坐骨棘水平以下，有时甚至还会脱出阴道口。气虚型表现为阴道的突出物随劳累加重，小腹下坠，四肢无力；肾虚型表现为小腹空坠，腰膝酸软，尿频，夜间加剧。子宫脱垂多见于多产，营养不良及体力劳动的妇女，发病率为1%~4%。

【取穴】

1.神阙穴　2.气海穴　3.关元穴　4.命门穴　5.肾俞穴　6.次髎穴　7.中脘穴　8.膻中穴　9.足三里穴　10.子宫穴　11.三阴交穴　12.大椎穴

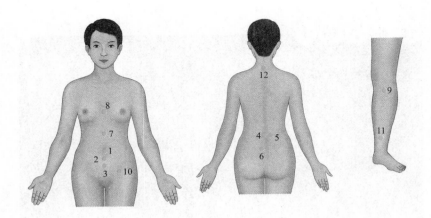

【方法】

★真空抽气罐法

选神阙穴、气海穴、关元穴、命门穴、肾俞穴和次髎穴，吸拔后留罐15分钟。

辨证分型

气虚加拔中脘穴、膻中穴、足三里穴；肾虚加拔八髎穴、太溪穴。

每日1次。

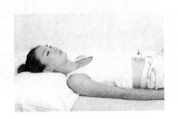

★火罐法

取子宫穴、三阴交穴、大椎穴、气海穴、关元穴及其旁开6寸处，以闪罐的方法至皮肤潮红。

每日1次。

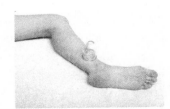

食补小贴士

【气虚型：鳊鱼黄芪汤】

材料：鳊鱼 1 尾，黄芪 20 克，枳壳 10 克，食盐、味精、料酒各适量。

做法：

将鳊鱼去鳞杂、洗净，与芪、枳加水同煮沸后，再煮 30 分钟，去渣取汁，食盐、味精、料酒调服，每次 200 毫升。每日 2 次。

【肾虚型：金樱子膏】

材料：金樱子 150 克，蜂蜜适量。

做法：

将金樱子水煎取汁，共煎 2 次，二液合并，文火浓缩后兑入等量蜂蜜，煮沸候温装瓶，每日 2 次，每次 20 ~ 30 毫升，温开水冲服，或调入稀粥中服食。

乳痈

乳痈是指乳腺的急性化脓性炎症，生产后 3 ~ 4 周的初产妇是本病的高发人群。原因主要有以下几点：忧思郁怒致使肝气郁结，过食肥腻致使胃热壅滞，胃热、肝气会造成气血蕴热阻滞，从而形成肿块；哺乳时乳头皲裂，致使外邪火毒侵入，引发炎症；乳汁瘀积，致使乳房脉络受阻，形成痈脓。

【取穴】

1.乳根穴　2.膻中穴　3.期门穴　4.肩井穴　5.曲池穴

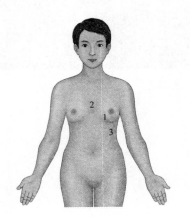
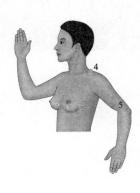

【方法】

★火罐法

取局部硬结、乳根穴、膻中穴、期门穴，伴发热症状者可以加拔合谷穴、委中穴，伴腋下淋巴结肿大者加拔肩井穴、曲池穴。每次选穴 2 ~ 3 个，梅花针叩刺，以见血为度，然后用火罐罩于局部硬结处，留罐 15 分钟。

每日治疗 1 次。

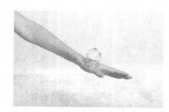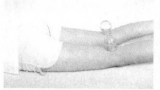

食补小贴士

【金针猪蹄汤】

材料：鲜金针菜根 15 克，猪蹄 1 只。

做法：

将鲜金针菜根与猪蹄加水同煮。直至肉烂汤浓，吃肉，喝汤。每日 1 次，连吃 3 ~ 4 次。

乳腺增生症

乳腺增生症是由于人体内分泌功能紊乱，引起乳腺结构失常的一种疾病，是乳腺间质的良性增生。表现为乳房单侧或双侧有肿块，且位置不固定，肿块手感较韧、不粘连；乳房胀痛，经前加剧，经后减轻。本病为妇科常见病之一，多发于 30～50 岁的中青年女性，发病率极高，并且有一定的癌变危险，男性也会罹患此病。通常情况下，造成乳腺增生的原因较多，像心情抑郁、过多摄入脂肪类食物以及患有月经失调等妇科疾病者都有可能增加发病率。

【取穴】

1.屋翳穴　2.合谷穴　3.期门穴　4.天宗穴　5.肩井穴　6.肝俞穴　7.膻中穴　8.乳根穴　9.阳陵泉穴　10.外关穴　11.丰隆穴　12.足三里穴

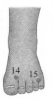

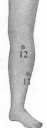

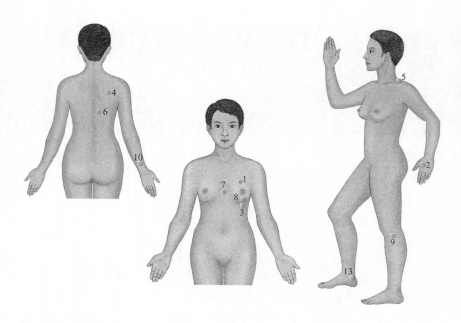

13. 太溪穴　14. 行间穴　15. 侠溪穴

【方法】

★闪罐法

（1）取屋翳穴、合谷穴、期门穴，或天宗穴、肩井穴、肝俞穴，在穴位处反复闪罐，直至皮肤潮红。

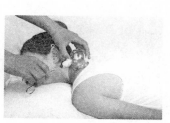

（2）用闪火法将火罐吸拔于上述穴位，留罐 10～15 分钟。

两组穴位交替轮流选用，每日 1 次，10 次为一疗程。

★刮痧拔罐法

（1）取肩井穴、天宗穴、膻中穴、乳根穴、阳陵泉穴、外关穴、丰隆穴，或肝俞穴、屋

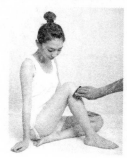

翳穴、足三里穴、太溪穴、行间穴、
侠溪穴，每穴刮至皮肤潮红或出痧点。

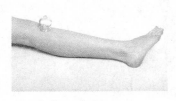

（2）将火罐对除太溪穴、行间
穴、侠溪穴外的穴位进行吸拔，留罐
10 ~ 15 分钟。

两组穴位交替轮流选用，隔日 1 次，10 次为一疗程。

食 补 小 贴 士

【香菇海味汤】

材料：香菇 5 朵，海带 150 克，裙带菜 50 克，葱花、蒜泥、
香油、胡椒粉、盐各适量。

做法：

（1）材料洗净，香菇、海带、裙带菜发泡，浸泡后的水留用。

（2）香菇切片，海带切段，与蒜泥、葱花和香油一同放
入锅中，煸炒 1 分钟。

（3）加水适量，煮沸后，放入裙带菜，略煮 3 分钟，调入盐、
胡椒粉即可。

更年期综合征

更年期综合征多发生于 45 岁以上的绝经期妇女，是中年向老年过渡的阶段，在这一阶段，由于女性身体代谢机能退化，特别是卵巢功能的退化，从而引起植物神经功能发生紊乱，引发相关症状。肾阴虚型表现为面部阵发性潮红，精神紧张、易怒，手足心热，头晕，耳鸣，失眠，汗多，大便干燥，心悸，食欲不振，舌红苔少；肾阳虚表现为面色晦暗，精神萎靡，腰膝酸软，畏寒，食欲不振，便溏，舌淡苔薄。中医认为，该病症与肾阴不足、阳气缺失、肾阳衰竭、经脉失养致使阴阳失调有关。

【取穴】

1.肺俞穴 2.心俞穴 3.厥阴俞穴 4.肝俞穴 5.脾俞穴 6.肾俞穴 7.大肠俞穴 8.关元俞穴 9.命门穴 10.关元穴 11.气海穴 12.中脘穴 13.三阴交穴 14.血海穴 15.太冲穴 16.复溜穴 17.三焦俞穴 18.大椎穴

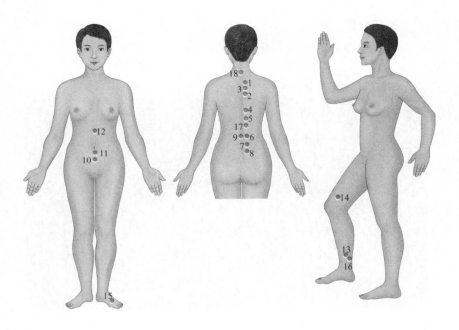

【方法】

★真空抽气罐法

取肺俞穴、心俞穴、厥阴俞穴、肝俞穴、脾俞穴、肾俞穴、大肠俞穴、关元俞穴、命门穴、关元穴、气海穴、中脘穴、三阴交穴、血海穴，吸拔后留罐15分钟。

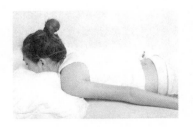

辨证分型

肾阴虚加太冲穴、复溜穴。

★火罐法

取肝俞穴、肾俞穴、厥阴俞穴、心俞穴、三焦俞穴，以皮肤潮红为度。

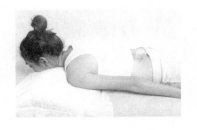

辨证分型

肾阳虚加命门穴、大椎穴。

食补小贴士

【七宝粥】

材料：红豆 50 粒，黑豆 64 粒，黄豆 56 粒，莲子 21 粒，红枣 24 颗，核桃仁 8 个。

做法：

（1）将豆子和莲子浸泡，核桃去外衣。

（2）将红豆、黑豆、黄豆放入锅中，加水煮沸 15 分钟后放入莲子、核桃，再煮沸 10 分钟，放入红枣煮片刻。每日三餐佐食。

遗精

　　遗精是指成年男性在没有性交经验的情况下出现射精现象。因梦而遗者称为梦遗，清醒时精液滑出者称为滑精。遗精通常是进入青春期男性的正常生理现象，一般无须多虑，但倘若频繁发生就应当引起重视，否则极易造成因精液质量低而导致性功能障碍或不育。阴虚火旺型表现为多梦遗精，伴有心烦热、小便短赤、神疲体乏、健忘；精关不固表现为梦遗频作，时有滑精，伴有腰膝酸软、体寒。中医认为，遗精是由于阴气亏虚、内火旺盛、肾虚不固、劳心伤脾、湿热下流所导致的。

【取穴】

　　1.气海穴　2.关元穴　3.中极穴　4.肾俞穴 5.志室穴　6.大赫穴　7.内关穴　8.神门穴　9.足三里穴　10.三阴交穴　11.太溪穴　12.八髎穴

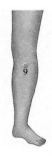

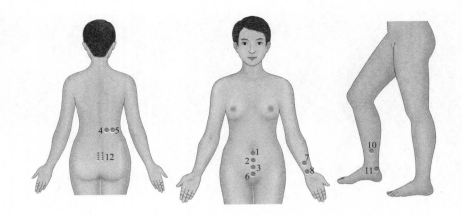

【方法】

★火罐法

（1）吸拔气海穴、关元穴、中极穴，或肾俞穴、气海穴、关元穴、志室穴，留罐时间为10～15分钟。

（2）起罐后用艾条温灸上述穴位5～10分钟。两组穴位轮流交替选用。

每日1次，10次为一疗程。

★真空抽气罐法

（1）取关元穴、大赫穴、内关穴、神门穴、足三里穴、三阴交穴、太溪穴吸拔，留罐时间为10～15分钟。

（2）取肾俞穴、八髎穴进行吸拔，留罐10～15分钟。

每日1次，10次为一疗程。

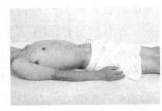

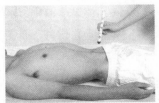

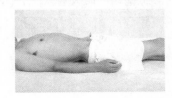

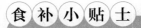

食补小贴士

【阴虚火旺：莲肉饮】

材料：莲子（去心）适量。

做法：

莲子研磨成细粉，每次取一匙，用米汤送服。每日2次。

【湿热下注：车前草杜仲炖猪肾】

材料：猪肾1个，车前草15克，杜仲15克，盐适量。

做法：

（1）车前草、杜仲洗净，用纱布袋装好，扎紧口。

（2）猪肾处理干净，切成腰花，与药袋一同放入锅中，加适量的水，用武火煮沸后，改用文火炖至猪肾熟烂后，去药袋，调味食用。

【肾虚不固：芡实山药粥】

材料：芡实50克，山药20克，粳米100克。

做法：

（1）芡实煮熟后去壳，研成细粉。

（2）山药去皮切片，与粳米、芡实粉一同放入锅内，加水适量，同煮成粥。每日2次，每次一碗。

【心脾两虚：莲子薏米粥】

材料：莲子15克，薏米30克，白扁豆15克，粳米50克。

做法：

将莲子、薏米、白扁豆、粳米洗净，一同放入砂锅内，加清水适量，用武火煮沸后，文火煮成粥。

早泄

　　早泄是指男性在进行性生活时，尚未进入女性阴道或刚进入就发生射精的一种病证，通常性生活时间不超过2分钟。肾气不固型早泄表现为精泄过早，性欲减退；阴虚火旺型早泄表现为不入即泄，性欲亢奋；心脾两虚型早泄表现为稍入即泄，性欲减退；肝经湿热型早泄表现为不入即泄或稍入即泄，性欲亢进。早泄通常发生在青年，包括生理和心理原因两个方面，二者均会造成身体疏泄失常，肾虚失职，从而引发本病。

　　【取穴】

　　1.肾俞穴　2.关元穴　3.命门穴
4.三阴交穴　5.心俞穴　6.内关穴　7.神
门穴　8.脾俞穴　9.中极穴　10.足三里
穴　11.膀胱俞穴　12.涌泉穴

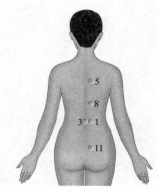

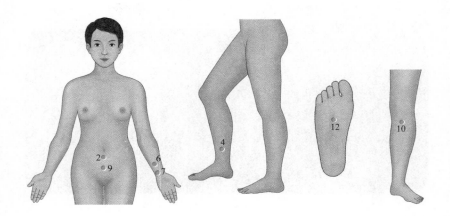

【方法】

★火罐法

肾气不固型取肾俞穴、关元穴、命门穴、三阴交穴，阴虚火旺型取心俞穴、肾俞穴、内关穴、神门穴、三阴交穴，心脾两虚型取脾俞穴、中极穴、命门穴、足三里穴，肝经湿热型取肾俞穴、膀胱俞穴、中极穴、足三里穴、三阴交穴。前三型用火罐法，后一型用刺络拔罐法，先吸拔一侧穴位，第二天吸拔另一侧穴位，留罐 5 ~ 10 分钟。

两组交替进行，每日 1 次。

★真空抽气罐法

取气海穴、关元穴、三阴交穴、涌泉穴，以闪火法吸拔穴位，留罐 10 ~ 15 分钟。也可采用针罐法，针刺后吸拔 10 ~ 15 分钟。

每日 1 次，10 次为一疗程。

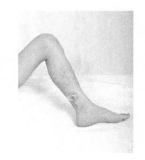

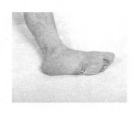

食 补 小 贴 士

【滋补羊肉汤】

材料：羊肉、核桃仁各 150 克，淮山 12 克，肉苁蓉 10 克，菟丝子 15 克，葱白 10 根，粳米适量。

做法：

将羊肉、核桃仁、淮山、肉苁蓉、菟丝子、葱白、粳米共煮汤饮食。

阳痿

阳痿是指已经成年的男性阴茎不能勃起或勃起不坚，无法进行正常性交的病证。多数是由于神经衰弱、精神压抑、心理不健康、手淫、过频性交、生殖腺功能不健全、糖尿病、饮酒、吸烟、过度服用麻醉镇定性药物等引起的。少数是由于生殖器畸形、生殖器受伤、睾丸病变等器质性病变所引起的。中医认为，性欲过频、思虑过度、心脾受损、极度恐惧、肾气不振、湿热下注也是造成阳痿的重要原因。

【取穴】

1.肾俞穴　2.关元穴　3.气海穴　4.阴陵泉穴　5.足三里穴　6.八髎穴　7.百会穴　8.中极穴　9.大椎穴　10.曲池穴　11.血海穴　12.三阴交穴　13.命门穴

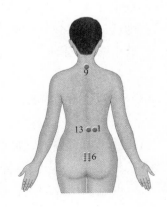

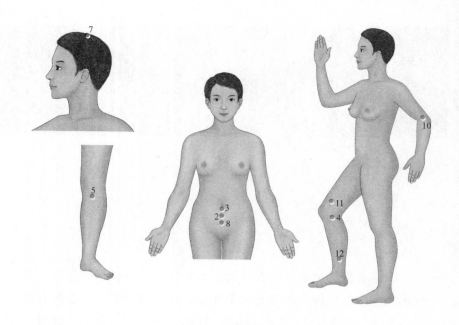

【方法】

★火罐法

虚证取肾俞穴、关元穴、气海穴、阴陵泉穴、足三里穴、八髎穴、百会穴，实证取中极穴、阴陵泉穴、大椎穴、曲池穴、血海穴、三阴交穴，吸拔穴位后留罐15分钟。

每日1次。

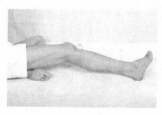

★真空抽气罐法

取中极穴、关元穴、三阴交穴，吸拔后再取肾俞穴、命门穴、次髎穴吸拔。留罐10～15分钟。

也可采用针罐法，取中极穴、关

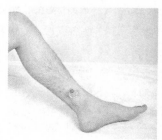

元穴、三阴交穴、肾俞穴、命门穴、次髎穴，用针刺后再吸拔穴位，留罐 10 ~ 15 分钟。

　　每日 1 次，10 次为一疗程。

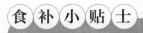

　　【韭菜牡蛎汤】

　　材料：韭菜 100 克，牡蛎 50 克，鸡蛋 1 个，盐适量。

　　做法：

　　（1）材料洗净，韭菜切段，鸡蛋打散。

　　（2）锅中加清水适量，放入牡蛎，大火煮沸后转小火煮 10 分钟，放入韭菜续煮 5 分钟，起锅前倒入鸡蛋液，用盐调味即可。

第六章　亚健康保健

拔罐，为健康助力

免疫力低下

　　免疫力是人体自身的防御机制，是人体识别和消灭外来侵入的任何异物（病毒、细菌等），处理体内某些异常细胞的能力。免疫力低下，人体就失去了与外界隔离的保护层。抵抗力下降，相对于正常人来说，就更容易感染，更容易生病，而且不易治愈。父母身体不健康、怀孕期间曾生病等都可能导致出生后身体差，免疫力低下。或者长期患病，身体机能逐渐变差，而使免疫力降低。

【取穴】

1.膏肓穴　2.命门穴　3.手三里穴　4.中脘穴　5.关元穴
6.内关穴　7.足三里穴　8.劳宫穴　9.涌泉穴

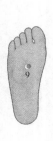
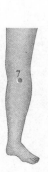
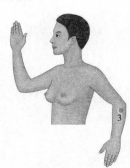

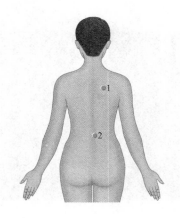
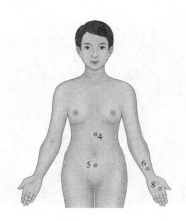

【方法】

★留罐法

将抽气罐或者火罐在膏肓穴、命门穴、手三里穴进行吸拔，留罐时间为 10 ~ 15 分钟。或者受术者取仰卧位，施术者将抽气罐或者火罐在中脘穴、关元穴、内关穴、足三里穴进行吸拔，留罐时间为 10 ~ 15 分钟。

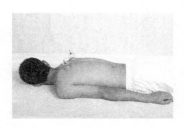

2 ~ 3 日 1 次，1 个月为一疗程。

★按摩拔罐法

（1）将火罐或抽气罐吸拔在上述穴位上，留罐 10 ~ 15 分钟。

（2）留罐期间，在所选穴位周围以及劳宫穴、涌泉穴等部位进行按摩或指压。

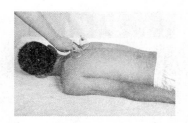

2 ~ 3 日 1 次，1 个月为一疗程。

食 补 小 贴 士

【银香羹】

材料：银耳10克，干香菇6克，冰糖少许。

做法：

（1）将干香菇煎汁滤去渣。

（2）将汁以文火熬银耳至酥粘或羹状为度，加冰糖1日服完，可经常服用。

身体疲劳

身体疲劳是在过度劳累等情况之后，主观上产生的一种疲乏无力的不适感觉。通常表现为精神较差，总是感觉困倦，或劳累后疲倦感不容易缓解；睡眠不好，同时还可发现皮肤变差，经常出现黑眼圈。如果长期保持紧张的状态，就容易使代谢产生的乳酸等酸性产物堆积，导致肌肉的慢性劳损、自觉酸痛等，从而引发身体的疲劳不适感。工作或生活中劳动强度过大或压力太大，休息又不充分都能导致身体超负荷运作，出现身体疲劳的现象。

【取穴】

1.印堂穴　2.太阳穴　3.足三里穴　4.三阴交穴　5.命门穴
6.腰阳关穴

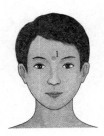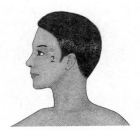

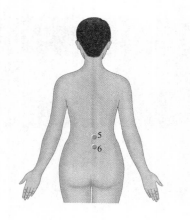
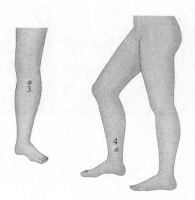

【方法】

★留罐法

（1）将抽气罐或者火罐在印堂穴、太阳穴、足三里穴、三阴交穴进行吸拔，留罐时间为10～15分钟。

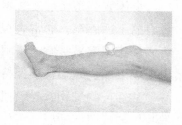

（2）将抽气罐或者火罐在命门穴、腰阳关穴进行吸拔，留罐时间为10～15分钟。

隔日1次，10次为一疗程。

★走罐法

（1）先在皮肤上涂抹油性按摩介质，然后用闪火法将罐吸拔于小腿内侧足太阴脾经循行部位，沿着经络循行线路来回走罐，直至皮肤潮红。

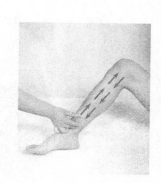

（2）涂上油性介质，用闪火法将罐吸拔于命门穴、腰阳关穴，沿着督脉循行路线来回走罐，直至皮肤潮红。

食补小贴士

【茄子海带汤】

材料：茄子2个，海带100克，大葱1/2根，青辣椒2个、姜片、盐、酱油、芝麻、蒜泥、醋各适量。

做法：

（1）材料洗净，茄子切小段，在蒸锅中蒸熟；海带发泡、大葱、青椒切丝。

（2）锅中添水适量，放入海带、大葱、姜片和青椒丝，熬煮成清汤。

（3）将蒸好的茄子用盐、酱油、芝麻、蒜泥、醋拌好，放入汤碗中，倒入海带汤即可。

眼睛疲劳

　　眼睛每天需要"工作"16 个小时，再加上电脑、电视等的出现，眼睛更是处于超负荷状态。长期过度用眼，会使眼睛感觉疲倦，眼睛干涩，甚至视物模糊不清，无法睁眼。不仅会导致近视，还有可能造成其他眼睛疾病。此外，对于已经患有眼部疾病的人而言，过度用眼还会加重眼病，并引发其他疾病。

　　【取穴】
　　1. 印堂穴　2. 攒竹穴　3. 四白穴　4. 太阳穴

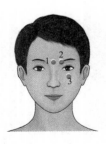
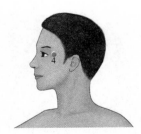

【方法】

★闪罐法，按摩拔罐法

（1）用闪火法在印堂穴、攒竹穴、四白穴、太阳穴进行反复闪罐，直至皮肤潮红。

（2）拔罐完后，对眼睛周围穴位进行 5 分钟的按摩。

每日 1 次，5 次为一疗程。

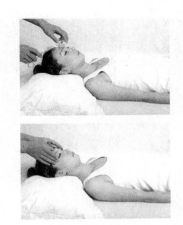

食补小贴士

【糙米菊花汤】

材料：糙米 100 克、菊花 50 克、姜丝、盐适量。

做法：

（1）菊花洗净，中火煎汤。

（2）将糙米放平底锅中炒出香味，直到糙米变成淡黄色。

（3）将炒好的糙米、姜丝放入菊花汤中，以中火续煮。

（4）糙米微烂时调入盐，再加水煮 15 分钟，即可食用。

记忆力下降

记忆力下降表现为头昏脑胀，反应迟钝，思维能力下降，可能之前做过或刚做过的事情转瞬即忘，长久以往极易患上神经衰弱。造成记忆力下降的原因为过度用脑，没有及时休息，脑细胞修复不及损伤；随着年龄增长，脑细胞自然退化，大脑皮质功能减退。

【取穴】

1.心俞穴　2.膏肓穴　3.志室穴　4.中脘穴　5.内关穴　6.神门穴　7.足三里穴　8.次髎穴

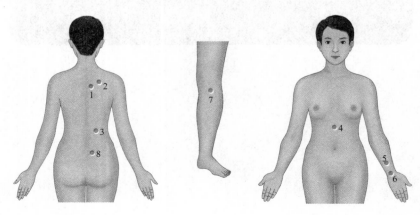

【方法】

★刺络拔罐法

（1）将所选穴位部位的皮肤消毒，用梅花针在心俞穴、膏肓穴、志室穴轻轻叩刺，至被刺部位皮肤微出血后，用火罐吸拔于上述穴位上，留罐10～15分钟，起罐后将污血擦净，并在针叩处消毒。

（2）用同样的方法在中脘穴、内关穴、神门穴、足三里穴叩刺并拔罐。

隔日1次，10次为一疗程。

★刮痧拔罐法

（1）在心俞穴、膏肓穴、志室穴、次髎穴、内关穴涂抹上刮痧油后刮拭，至皮肤潮红。

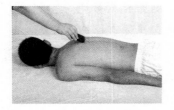
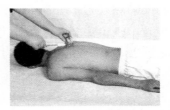

（2）用闪火法将火罐在上述穴位吸拔，留罐10～15分钟。

每日或隔日1次，10次为一疗程。

食补小贴士

【阿胶酒】

材料：阿胶10克，鸡蛋1个，白酒10～15毫升。

做法：

（1）将阿胶放入容器内，加入白酒。

（2）上锅蒸，直至阿胶全部溶化后取出。

（3）趁热打入1个鸡蛋搅匀，再蒸至蛋熟，顿服。每日2次。

疲倦瞌睡

　　疲倦瞌睡是指不分白天黑夜，时常觉得疲倦，乏困，嗜睡，甚至做着事情也能睡着，醒后发现自己还在做事，但一会儿又不自觉地睡着。疲倦瞌睡会影响人的精神状态，降低工作的效率，甚至无法正常工作，并慢慢演变成神经性疾病，如植物神经功能紊乱等，与失眠一样危害自身的健康。中医认为，疲倦瞌睡的病因为患者自身脾肾虚弱，或各种原因导致体内有痰湿、湿热、瘀血阻滞，使大脑因供氧不足引起疲倦瞌睡。

　　【取穴】

　　1.太阳穴　2.中脘穴　3.天枢穴　4.大横穴　5.梁门穴　6.足三里穴　7.上巨虚穴　8.丰隆穴

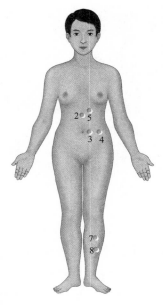

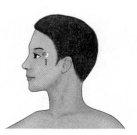

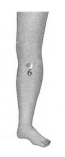

【方法】

　　将抽气罐或者火罐在太阳穴、中脘穴、天枢穴、大横穴、梁门穴、足三里穴、上巨虚穴、丰隆穴进行吸拔，留罐时间为 10 ~ 15 分钟。

　　每日 1 次，10 次为一疗程。

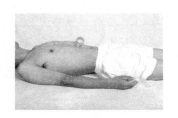

食 补 小 贴 士

　　【鹌鹑去湿汤】

　　材料：鹌鹑 4 只，薏米、百合各 50 克，姜 3 片。

　　做法：

　　鹌鹑、薏米、百合、姜一同放入砂锅中，加清水适量煲 1 个半小时即可。

神经衰弱

神经衰弱是一种神经症。是由于长期处于紧张和压力下，出现精神易兴奋和脑力易疲乏现象，常伴有情绪烦恼易激怒，睡眠障碍、肌肉紧张等，这些症状不能归于脑、躯体疾病及其他精神疾病。主要症状为失眠，多梦，头晕，注意力无法集中，头痛，记忆力衰退，易怒，易激动，自控能力差等。通常还会伴有心慌、气短、出汗、食欲不佳、情绪不稳、精神萎靡、急躁、消沉、全身不适，有些患者还会表现出阳痿、遗精、月经不调等情况。青壮年期发病较多，脑力工作者较常见。造成神经衰弱的原因主要有三点：其一，精神过度紧张，工作、学习压力大，得不到适当的休息；其二，长期思虑过度，思前想后过度用脑；其三，生活规律失常，或规律的生活节奏突然受到严重、持续的干扰。中医认为，该病症多是由于内伤心脾、心不养神、心肾不交所致。

【取穴】

1.中脘穴　2.关元穴　3.内关穴　4.阴郄穴　5.大椎穴　6.身柱穴　7.风池穴　8.心俞穴　9.膈俞穴　10.肾俞穴　11.涌泉穴　12.劳宫穴

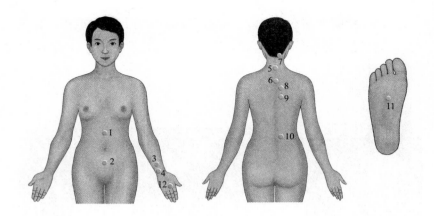

【方法】

★真空抽气罐法

（1）取中脘穴、关元穴、内关穴、阴郄穴，用抽气罐进行吸拔，留罐时间为10～15分钟。

（2）再取大椎穴、身柱穴、风池穴、心俞穴进行吸拔，留罐时间为10～15分钟。

隔日1次，10次为一疗程。

★按摩拔罐法

（1）用拇指按摩心俞穴、膈俞穴、肾俞穴、内关穴10～15分钟，压力以患者能承受为度，然后将火罐或抽气罐吸拔在上述穴位上，留罐10～15分钟。

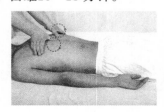

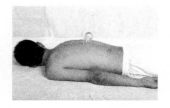

（2）留罐期间在涌泉穴、劳宫穴等部位进行按摩或指压，压力以患者能承受为度。

每日 1 次，10 次为一疗程。

食 补 小 贴 士

【鲜花生叶汤】

材料：鲜花生叶 15 克，赤小豆 30 克，蜂蜜两勺。

做法：

（1）用清水将花生叶、赤小豆冲洗干净放入锅内，加入清水煎煮成汤。

（2）将花生叶撇除，加入蜂蜜搅拌，饮汤食豆。这是 1 日量，应分 2 次饮服。

眩晕

眩晕是大脑内部植物神经紊乱造成的疾病，多由耳部疾病引起。经过治疗、调节后能够得到良好的改善，但如果置之不理，极有可能使前庭系统受损。在临床上，高血压、动脉硬化、内耳性眩晕、贫血、神经衰弱等疾病常会引发眩晕。中医将此病分为四种类型：肝阳上亢、气血亏虚、肾精不足、痰浊中阻。肝阳上亢型眩晕表现为舌红苔少，有时呈现为黄色，面红，口干苦，头晕目眩，眼花耳鸣，头部有胀痛感，心烦易怒，少寐多梦，劳累过度时头痛加重；气血亏虚型眩晕表现为舌淡嫩，面色不泽，神疲懒言，头晕眼花，视物昏黑，劳累时发作，动则加剧；肾精不足型眩晕表现为舌淡红，心慌烦热，眩晕耳鸣，耳聋健忘，痴呆萎靡，腰膝酸软，男性患者可能出现阳痿遗精；痰浊中阻型眩晕表现为舌胖苔白腻，头重如蒙，眩晕呕吐，胸闷流涎，泛恶纳呆，嗜睡欲卧，四肢浮肿等。

【取穴】

1.肝俞穴　2.太阳穴　3.气海穴　4.心俞穴　5.脾俞穴　6.胃俞穴　7.膈俞穴　8.肾俞穴　9.阴陵泉穴　10.三阴交穴　11.肺

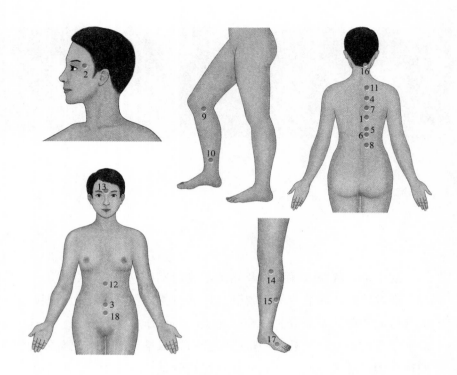

俞穴　12. 中脘穴　13. 印堂穴　14. 足三里穴　15. 丰隆穴　16. 风
池穴　17. 太冲穴　18. 关元穴

【方法】

★肝阳上亢型：火罐法

取肝俞穴、太阳穴，用玻璃罐加
热后快速以闪火法罩于应拔穴位，留
罐 5 ～ 10 分钟。

每日 1 次，每 7 日为一疗程。

★气血亏虚型：火罐法

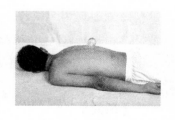

取气海穴、心俞穴、脾俞穴、胃俞穴、膈俞穴，取中口径玻
璃罐以闪火法在上述诸穴处进行拔罐，留罐 10 ～ 15 分钟。

每日 1 次，每 7 日为一疗程。

★肾精不足型：火罐法

（1）取肾俞穴、脾俞穴、胃俞穴、阴陵泉穴、三阴交穴，取中口径玻璃罐在上述诸穴处以闪火法进行拔罐，先吸拔同一侧诸穴位，留罐 10 ~ 15 分钟。

（2）第二天用相同手法吸拔另一侧穴位。两侧交替进行。

每日 1 次，每 7 日为一疗程。

★痰浊中阻型：火罐法

取肺俞穴、中脘穴、阴陵泉穴、脾俞穴，取玻璃罐在上述诸穴处以闪火法进行拔罐，留罐 10 ~ 20 分钟。

每日 1 次，每 7 日为一疗程。

★真空抽气罐法

取印堂穴、大椎穴、心俞穴、膈俞穴、肝俞穴、脾俞穴、胃俞穴、肾俞穴、足三里穴、丰隆穴、气海穴、三阴交穴、风池穴，吸拔上述穴位 10 ~ 15 分钟。

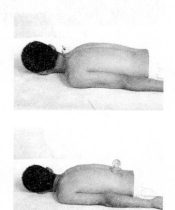

★火罐法

取肾俞穴、太冲穴、关元穴、三阴交穴、心俞穴、脾俞穴、丰隆穴，选择适当大小的火罐或抽气罐在上述穴位处吸拔，留罐 10 ~ 15 分钟。

每日 1 次，10 次为一疗程。

食补小贴士

【番茄猪肝粳米羹】

材料：番茄、猪肝、粳米各 100 克，生姜 3 片，盐、酱油、生粉、米酒各适量。

做法：

（1）先用清水将猪肝洗净切片，再加入盐、酱油、生粉、米酒搅拌均匀备用。

（2）将番茄冲洗干净，切开备用。

（3）将生姜洗净，去皮切丝备用。

（4）将粳米洗净倒入加有清水的锅内，用文火煲 20 分钟后放入番茄、生姜，再煮 10 分钟；最后放入猪肝，煮沸后再过几分钟关火，调味佐膳。

落枕

　　落枕，又被称为"失枕"或"颈部伤筋"，是颈部软组织常见的损伤之一，病发人群主要集中在青壮年，发病季节则多为冬春季。现代医学认为，落枕的发病原因多由枕头过高、过低、过硬或躺卧姿势不良，致使颈部肌肉痉挛导致。中医认为，除了上述原因外，落枕还与风寒湿邪有关。例如，夜间颈间汗出后当风或颈部受寒后，邪气就会滞留于肌肤筋肉之间，导致经气不畅、气血瘀滞、经络痹阻，从而引发落枕。

【取穴】

　　1.大椎穴　2.风池穴　3.悬钟穴　4.肩中俞穴　5.肩外俞穴　6.大杼穴　7.肩井穴　8.风府穴　9.天宗穴　10.天容穴　11.天鼎穴　12.完骨穴　13.后溪穴　14.肩髃穴　15.昆仑穴　16.支正穴　17.太阳穴　18.心俞穴　19.至阳穴

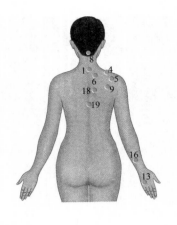
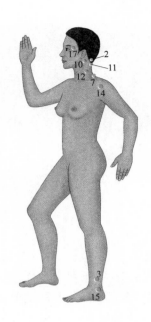

【方法】

★走罐法

在患侧部位涂以风湿油，然后取大椎穴、风池穴、悬钟穴、压痛点及颈背（患侧）及其周围肌肤进行走罐，以患部皮肤潮红为度。

还可以在患侧找出 2 ~ 3 个压痛点，然后在相对的健侧部施针，在患侧走罐，轻者 1 次治愈。

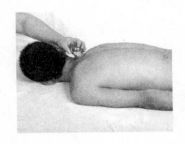

★温罐法

（1）取压痛点、风池穴、大椎穴、肩中俞穴、肩外俞穴，以火罐吸拔 10 ~ 15 分钟。

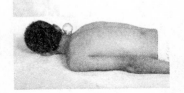

（2）起罐后，用艾条温灸3分钟。

每日治疗1次。

★火罐法

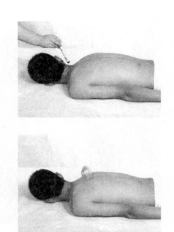

取大椎穴、大杼穴、肩井穴、肩中俞穴、肩外俞穴、风府穴、天宗穴直下1.5～2寸。每次选用两穴（位），用梅花针叩刺局部皮肤至发红并有少量出血，然后拔火罐，留罐15分钟。

★真空抽气罐法1

取天容穴、完骨穴、天鼎穴、后溪穴，若肩部疼痛可加大椎穴。上述诸穴除后溪穴外，其余各穴均先用针刺，再拔气罐，同时在肩背部阿是穴点走罐，以皮肤潮红为度。

每日1次。

★真空抽气罐法2

取压痛点、大椎穴、肩井穴和悬钟穴，令受术者活动颈部。接着，用抽气罐或火罐吸拔于颈部阿是穴及其他穴位，留罐10～15分钟。

每1～2日1次，3次为一疗程。

辨证分型

肩关节、上肢麻痛者加拔压痛敏感点；肩痛者加拔肩髃穴；背痛者加拔大杼穴、肩外俞穴；前后俯仰不能者加拔昆仑穴；左右回顾不能者加拔支正穴；头痛、头晕者加拔太阳穴；心律失常、心前区痛者加拔心俞穴、至阳穴；风湿性活动期者用刺络拔罐法加拔大椎穴；血压异常者取胸脊至骶脊两旁膀胱经内侧循行线，走罐至局部皮肤潮红。

食 补 小 贴 士

【酱醋汁热敷】

材料：2 条纯棉毛巾，醋 300~500 克，姜汁 100 克。

做法：

（1）将醋和姜汁一同倒入容器中加热，直至沸腾。

（2）将毛巾浸入，浸泡至烫手，将毛巾拧成半干敷在落枕处，保持 20~30 分钟。为了保持热敷的温度，可用 2 条毛巾轮换进行。

抑郁症

　　抑郁症是一种常见的精神疾病，其发病率很高，并随着近年来社会的竞争和精神压力的增大不断上升，并且越来越年轻化。根据相关数据显示，抑郁症多发于中青年女性，学生、年轻的上班族多于中年家庭主妇。症状表现为情绪低落，总是高兴不起来，觉得忧伤，甚至悲观绝望，时常觉得自责内疚；思维迟缓，总觉得脑子不好使，记忆力差，反应变慢，思考能力下降；不爱活动，觉得疲倦，懒言懒语，对什么事都提不起兴趣；睡眠不好，常常失眠、早醒或嗜睡，食欲下降，体重减轻。通常，生活、学习中的压力过大、思虑过多，某些妇女会在产后产生抑郁症，患有心血管系统疾病，长期服用某些药物等都会引起抑郁症。

　　【取穴】

　　1.内关穴　2.支沟穴　3.足三里穴　4.丰隆穴　5.太冲穴 6.肝俞穴　7.胆俞穴　8.阳陵泉穴

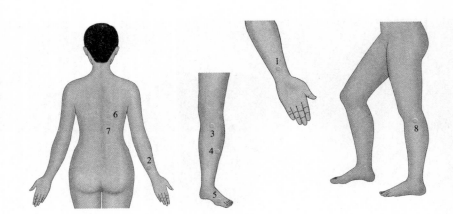

【方法】

（1）将抽气罐或者火罐在内关穴、支沟穴、足三里穴、丰隆穴、太冲穴进行吸拔，留罐时间为 10 ~ 15 分钟。

（2）将抽气罐或者火罐在肝俞穴、胆俞穴、阳陵泉穴进行吸拔，留罐时间为 10 ~ 15 分钟。

每日 1 次，10 次为一疗程。

食 补 小 贴 士

【松脂酒】

材料：白松脂 50 克，天冬 250 克，茯苓 250 克，高粱米 1500 克，麦曲 500 克。

做法：

（1）将天冬、茯苓研细末，备用。

（2）将高粱米和麦曲共酿酒酿，再将松脂、天冬末、茯苓末纳酒酿中，装坛封口，30 日成熟，即可服用。每日 2 次，每次服酒酿 1 碗。

性欲低下

性欲低下是指提不起过性生活的兴趣，或是觉得性生活了无生趣的一种表现。性欲低下会给心理造成负面的影响，甚至对婚姻、生育产生不利的后果，是影响夫妻关系的最重要因素之一。病因多为过度劳累、心理压力过大或者自身生殖系统发育不佳，曾受到负面的评价刺激等。

【取穴】

1.关元穴　2.太溪穴　3.太冲穴　4.阴陵泉穴　5.丰隆穴　6.肾俞穴　7.关元俞穴

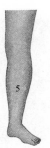

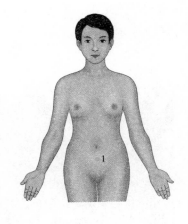

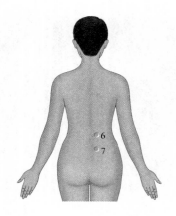
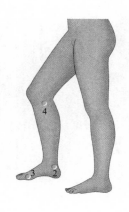

【方法】

（1）将抽气罐或者火罐在关元穴、太溪穴、太冲穴、阴陵泉穴、丰隆穴进行吸拔，留罐时间为10～15分钟。

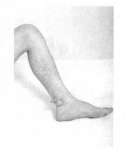

（2）将抽气罐或者火罐在肾俞穴、关元俞穴进行吸拔，留罐时间为10～15分钟。

每周3次，4周为一疗程。拔罐时，以肾俞穴、关元穴、关元俞穴为主穴，其余配穴选择1～2个即可。

食补小贴士

【女性：狗肉黑豆】

材料：狗肉250克，黑豆50克，盐、姜、五香粉、糖各少许。

做法：

将狗肉和黑豆洗净，调以盐、姜、五香粉及少量糖煮熟食用。

【男性：公鸡糯米酒】

材料：公鸡 1 只，糯米酒 500 毫升，食用油、盐各少许。

做法：

将公鸡去毛、去内脏，洗净剁块，加油及少量盐炒熟，盛大碗内加米酒，隔水蒸熟食用。

食欲失衡

　　食欲是指进食的要求和对进食的愉快的感觉。食欲失衡、食欲减退或食欲过于旺盛均属于食欲异常，也是某些消化系统疾病的表现之一。食欲失衡，通常表现为没有饥饿感，不想进食，或食之无味，或食量大增，进食后不久即感觉饥饿。通常，患有胃炎等消化系统疾病或某些全身性疾病者，进食过于刺激性食物或过食某些食物导致脾胃受损，造成脾胃功能失调者都可能引起食欲失衡。如果长期不治，会导致营养不良，影响身体的健康，甚至加重已患的疾病。

【取穴】

　　1.气海穴　2.足三里穴　3.阴陵泉穴　4.脾俞穴　5.胃俞穴　6.肝俞穴

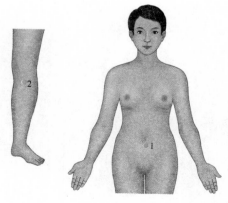

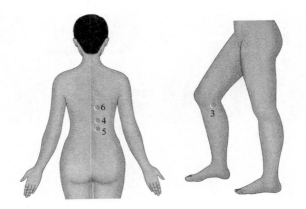

【方法】

（1）将抽气罐或者火罐在气海穴、足三里穴、阴陵泉穴进行吸拔，留罐时间为 10 ~ 15 分钟。

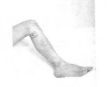

（2）将抽气罐或者火罐在脾俞穴、胃俞穴、肝俞穴进行吸拔，留罐时间为 10 ~ 15 分钟。

每日 1 次，10 次为一疗程。

食补小贴士

【木耳莴笋拌鸡丝】

材料：莴笋、木耳各 50 克，青椒、甜椒各 10 克，鸡胸脯肉 200 克，香油、盐、味精各适量。

做法：

（1）莴笋去皮，与木耳、青椒、甜椒分别洗净切成丝，用沸水稍烫一下。

（2）鸡胸脯肉洗净切丝，用沸水焯熟。

（3）将莴笋丝、木耳丝、青椒丝、红椒丝、鸡胸肉丝用盐、味精拌匀，淋少许香油，即可食用。

腹泻

腹泻是因各种原因导致的大便次数增多、大便稀薄。一年四季均可发生，但以夏、秋季较为多见。频繁腹泻可能导致失水、电解质紊乱和体内酸碱平衡失调，甚至导致严重的营养不良。腹泻表现为排便次数增多，大便稀薄甚至呈水样便，伴有肠鸣、腹痛、乏力、食欲不振等表现。通常，脾胃虚弱，消化不良，进食油腻、生冷、辛辣及不易消化的食物都会引起腹泻。

【取穴】

1.天枢穴　2.中脘穴　3.气海穴　4.合谷穴　5.足三里穴　6.上巨虚穴　7.三阴交穴　8.脾俞穴　9.胃俞穴　10.肾俞穴　11.大肠俞穴

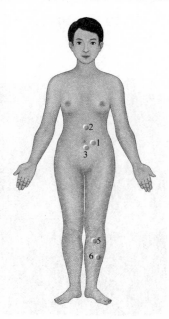

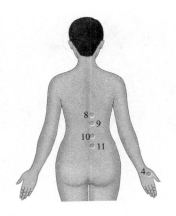

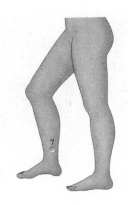

【方法】

将抽气罐或者火罐在天枢穴、中脘穴、气海穴、合谷穴、足三里穴、上巨虚穴、三阴交穴，或脾俞穴、胃俞穴、肾俞穴、大肠俞穴进行吸拔，留罐时间为 10 ～ 15 分钟。

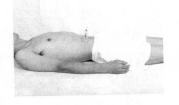

两组穴位可轮流交替选用，每周 2 次，10 次为一疗程。

食 补 小 贴 士

【赤豆山药汤】

材料：赤小豆 50 克，山药 50 克，白糖少许。

做法：

取赤小豆煮至半熟，将山药去皮切片后放入赤豆汤共煨熟，加白糖少许调服。

口臭口苦

口臭是指张口时口腔中散发出的臭浊之气，张口时，自己或周围人能闻到口中难闻的气味。口苦是指自觉口中有苦味。口臭、口苦是自身消化系统出现异常的信号，如果置之不理，不仅影响人们的形象，还会对心理、食欲、肠胃造成严重影响。一般患有牙周病、龋齿等疾病；口腔不干净，进食辛辣及有异味的食物如洋葱、大蒜等；过食肥甘厚味不消化，蕴热于胃等都会引起口臭口苦。

【取穴】

1. 大陵穴
2. 劳宫穴
3. 中脘穴
4. 脾俞穴
5. 胃俞穴

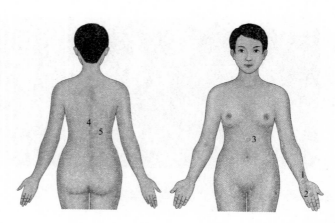

【方法】

★火罐法

（1）用火罐在大陵穴、劳宫穴进行反复闪罐，直至皮肤潮红。

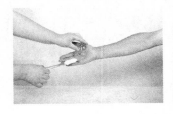 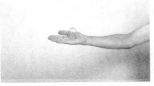

（2）将火罐吸拔于上述穴位及中脘穴，留罐时间为 10 ～ 15 分钟。

（3）用火罐在脾俞穴、胃俞穴反复进行闪罐，直至皮肤潮红。

（4）将火罐吸拔于上述穴位，留罐时间为 10 ～ 15 分钟。

隔日 1 次，10 次为一疗程。

食补小贴士

【荸荠茶】

材料：荸荠 250 克。

做法：

取荸荠洗净、捣碎，用水煎后饮用；或者是将荸荠削皮、榨汁，加凉开水饮用也可。每日 1 剂。

【丝瓜茶】

材料：老丝瓜两根。

做法：

取两条老丝瓜去皮切碎，用文火水煎，每日 1 剂饮用。

脾胃不调

脾胃不调是指没有食欲，或是消化、吸收不佳。常伴有面色苍白、口唇色淡、脘腹胀满等症状。中医讲，脾胃为"气血生化之源"，"后天之本"。脾主运化，胃主受纳，人们所吃的食物都是依靠脾胃的共同作用来进行精华物质的消化、吸收。如果脾胃功能差，就会影响体内的营养吸收，使身体无法获得充足的营养，并容易将糟粕滞留于体内。因此，增强脾胃功能对于强健的身体是非常重要的。脾胃功能差包括先天因素或后天失养，饮食伤胃或疾病耗伤都会发生脾胃不调。

【取穴】

1. 脾俞穴　2. 胃俞穴　3. 中脘穴
4. 章门穴　5. 阳陵泉穴　6. 三阴交穴
7. 足三里穴

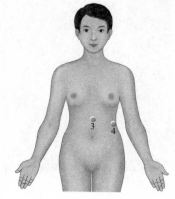

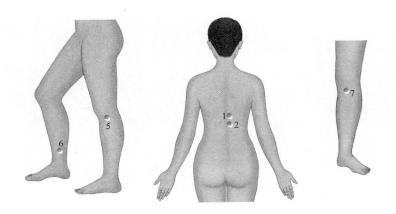

【方法】

将抽气罐或者火罐在脾俞穴、胃俞穴、中脘穴、章门穴、阳陵泉穴、三阴交穴、足三里穴进行吸拔，留罐时间为 10 ~ 15 分钟。

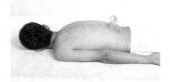

每次可选择 2 ~ 3 个穴位，所有穴位轮流交替选用，3 日 1 次，1 个月为一疗程。

食 补 小 贴 士

【猪肚糯米包】

材料：白糯米 500 克，猪肚 1 个，盐少许。

做法：

（1）材料洗净，将白糯米浸泡半小时，将猪肚去除脂膜。

（2）将白糯米装到猪肚内，用线缝好，放入锅中炖熟。

（3）将猪肚内的糯米取出晾干、研末，用米汤调服即可。

每次 50 克，吃肉喝汤，空腹食用。

肝脏郁气

肝脏郁气会使人出现精神不畅，忧思抑郁，胸胁胀闷，善太息或情绪变动明显，易怒善哭等症状。中医认为，肝脏有疏泄功能，一旦肝脏无法正常运作，就会使多余的"气"滞留于体内，导致"郁则不舒，则皆肝木之病矣"的结果发生。当肝脏出现气郁时，会打破机体内在的平衡状态，进而侵犯脾胃，引发一系列疾病，如月经不调、神经官能症、肝脾肿大、消化不良等。

【取穴】

1.膻中穴　2.期门穴　3.太冲穴
4.心俞穴　5.肝俞穴

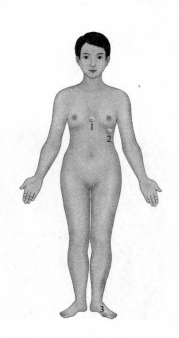

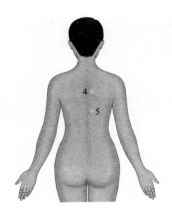

【方法】

（1）将抽气罐或者火罐在膻中穴、期门穴、太冲穴进行吸拔，留罐时间为10～15分钟。

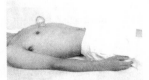

（2）将抽气罐或者火罐在心俞穴、肝俞穴进行吸拔，留罐时间为10～15分钟。

每日1次，10次为一疗程。

食补小贴士

【玫瑰菊花茶】

材料：玫瑰花5克，菊花5克。

做法：

将玫瑰花和菊花倒入沸水闷煮数分钟即可饮用。

大便不畅

　　大便不畅是指排便困难或排便不顺畅，总有排便不尽之感。在现代，不少人就深受便秘之苦，不仅每天感觉身负"重担"，长期如此可能导致习惯性便秘、继发感染等。如肠神经官能症、肠炎等肠道疾病，某些精神因素等都会引起大便不畅。中医认为，大便不畅的原因与外感寒热之邪、内伤饮食情志有关，它们会引起阴阳气血不足，导致脏腑功能衰退，以至排便功能减退。

【取穴】

1.下脘穴　2.天枢穴　3.大横穴　4.支沟穴　5.大肠俞穴

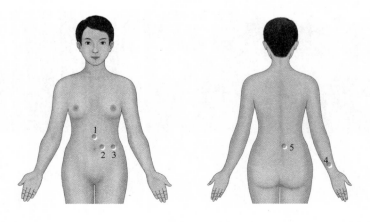

【方法】

（1）将抽气罐或者火罐在下脘穴、天枢穴、大横穴进行吸拔，留罐时间为 10 ～ 15 分钟。

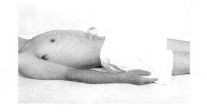

（2）将抽气罐或者火罐在支沟穴、大肠俞穴进行吸拔，留罐时间为 10 ～ 15 分钟。

每日 1 次，10 次为一疗程。

食补小贴士

【菜花拌海带】

材料：菜花 300 克、豌豆 100 克，海带 200 克，盐、香油、鸡精各适量。

做法：

（1）材料洗净，海带泡发，菜花掰小朵，将二者在水中焯熟后控干水分，晾凉后调入盐。

（2）锅中热少许油，放入豌豆、盐炒熟。

（3）将豌豆与海带、菜花装盘，调入香油、鸡精即可。